采药去

在博物王国遇见中药

段煦 著

（第二版）

中国中医药出版社
·北京·

图书在版编目（CIP）数据

采药去：在博物王国遇见中药 / 段煦著 . —2 版
. —北京：中国中医药出版社，2019.10
ISBN 978 - 7 - 5132 - 5698 - 8

Ⅰ . ①采⋯　Ⅱ . ①段⋯　Ⅲ . ①中药材—普及读物
Ⅳ . ① R282-49

中国版本图书馆 CIP 数据核字（2019）第 191703 号

中国中医药出版社出版
北京经济技术开发区科创十三街 31 号院二区 8 号楼
邮政编码　100176
传真　010-64405750
赵县文教彩印厂印刷
各地新华书店经销

开本 710×1000　1/16　印张 14　字数 200 千字
2019 年 10 月第 2 版　2019 年 10 月第 1 次印刷
书号　ISBN 978 - 7 - 5132 - 5698 - 8

定价　78.00 元
网址　www.cptcm.com

社 长 热 线　010-64405720
购 书 热 线　010-89535836
维 权 打 假　010-64405753

微信服务号　zgzyycbs
微商城网址　https://kdt.im/LIdUGr
官 方 微 博　http://e.weibo.com/cptcm
天猫旗舰店网址　https://zgzyycbs.tmall.com

如有印装质量问题请与本社出版部联系（010-64405510）

前言
preface

　　我是个很贪玩儿的人，鸟兽虫鱼、花草矿物、民俗风物、园林农艺，没有我不喜欢的。同时我又是很幸运的，在我想进大学深造的时候，正好遇到一位很伟大，很宽宏，同时又能包容我"全部所玩儿"的母亲，我如痴如醉地扑进她的怀抱，她，就是中医药。

　　应该说，我与她是有缘的，老辈儿人不去说了，只从我这里讲，在我穿开裆裤、系屁帘子的时候，整日所从事的主要娱乐活动，居然是——"采药"。那时候，我有一座"私人植物园"，就是我们楼后边那个20多米深、100多米长的大土坑，坑里野长了各种各样的奇花异草和小动物，之所以称"私人植物园"，是因为这里高草没人，别的小孩儿根本不敢到这里来玩儿，每天光顾这里的，只有小小的我。我还有一本宝典，也是我所拥有的唯一图画书——只比我大六岁的《河北省中药手册》，至今我仍固执地认为，它是整个"文化大革命"期间所出版的、最好的一本中药手册（那期间出版了无数中药手册），那真是个植物和动物的世界啊，上面的插图几乎都是中科院植物所多年积攒下的标本画，画工深厚、极其逼真，看到"植物园"里栖息的许多花草藤木、鸟兽爬虫原来都是药材，当时只有一个感觉——太棒了，我要把它们收集全。结果，采药生涯就此开始。

我总认为，人，是大自然的孩子，和猿猴、乌龟、蚂蚁一样，应该生活在有山有树的大自然里，如果长期憋在水泥做的壳子里，得死。所以，我便把几乎所有看电视、聊大天儿、打牌的功夫，用在跑到屋子外面去，来到花园里、空地上、树林里、河边儿、山上，来到那些阳光、草木、土壤、岩石、水和空气充足的地方，找我喜欢的药材，然后，做成标本，没事儿就看，不为别的，就是种休息。

　　获得这样的休息，其实很简单。过去，我采的是药材和标本，整包整包地收藏起来很费劲，今天，我采的是照片，先进的科技为我带来了数码相机，不再需要对我所热爱的大自然过多索取，我，轻松多了。现如今，你只要背上一个包儿，里面除了水壶和你所喜欢的零食，还必须带上一本药用植物手册和数码照相机，接下来你所要做的事情就是：徒步健身→大口呼吸新鲜空气→寻找你所认识的药材或其他你感兴趣的动植物→认真比对进行分类→拍照留念→回家进一步回味和欣赏。OK，这样的"休闲采药"，有意思吗？

目录
contents

❧ 多姿多彩的采药环境

第一章 ❧ 在山上采药

第二章　在房前屋后采药

第三章　在花果蔬菜园里采药

第四章 在动物世界里采药

开放的结尾

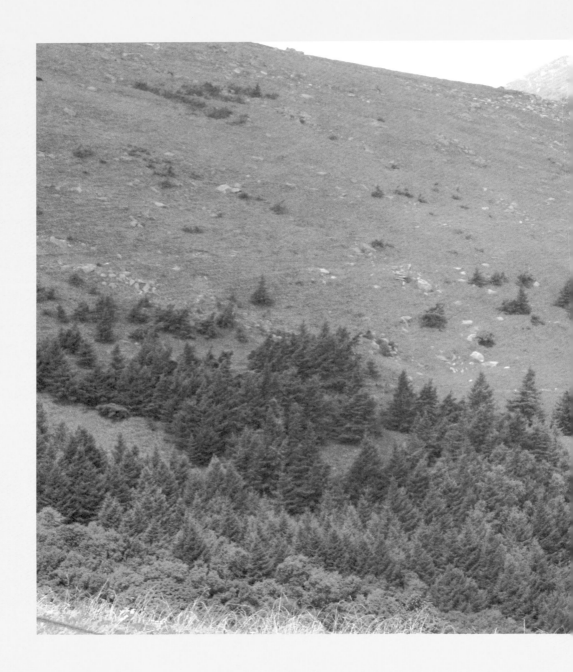

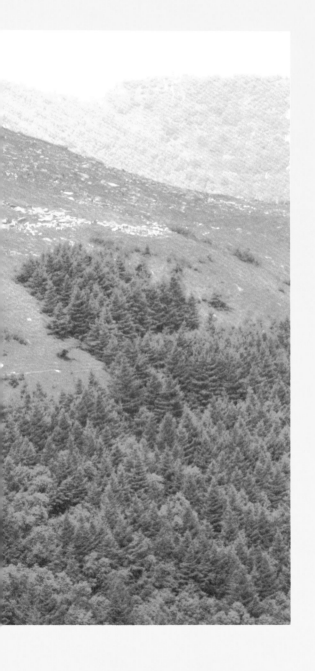

多姿多彩的采药环境

海拔1200米以上的白桦林，凉风习习，是避暑的好地方。如果是没风的时候，可闻到从树皮下散溢出的糖浆味道……

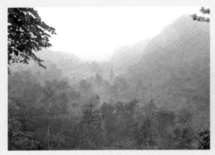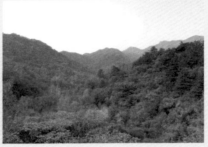

同一片大山，一年要上去好几回，但每个季节所看到的景色都不一样，左图是夏天下大雨的时候拍摄的，是不是有点"山色空濛雨亦奇"的感觉，而右图是在深秋季节照的，树叶已经黄了，但针叶树还是那么精神，拍摄地点均在一处。

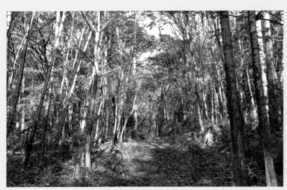

采药的环境多种多样，但药用植物种类最多，长势最好的，当然是在大森林里。在我国的华北地区，像图上保存得这么完好的森林已经不多见了。这是一片典型的温带阔叶林，主要树种是山杨、蒙古栎、白桦和棘皮桦，这是秋季进山采药时拍摄的，你瞧，左侧的五角槭经霜之后变得红艳艳的。这里是森林的入口，道路算是非常"宽阔整洁"的了，越往里走，天越黑，路越难走，脚下的腐殖土越厚越松泡，这个时候，最容易发生的危险不是野生动物的袭击，不是山洪，也不是泥石流，而是崴脚。

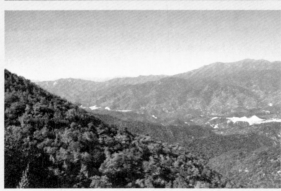

这是森林覆盖的山地与秃山的对比，我在全国很多自然保护区的边缘地带都看到过类似的情景，保护区≈孤岛。近处，是茂密的大森林，由于植被得到保护，水源、土壤都涵养得比较好，而对面远处的山峦，由于多年来毁林砍伐的结果，就是光秃秃的一片童山，很少见到成材的乔木，岩石山体裸露出来，干燥荒芜，没有生机。在公路边上，还有开挖矿洞时堆积的沙石，白花花的，真难看，这样的环境要想变成保护区的样子，得几代人坚持不懈地进行生态恢复才行。

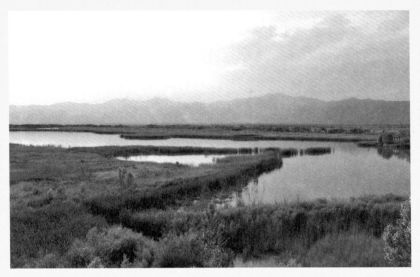

湿地环境中的药用植物非常丰富，莲、泽泻、香蒲、菖蒲、芦苇、白茅……种类繁多。不过，你可以从照片中看出，这片湿地正在退化，水域面积越来越小，几年前还是沼泽的地方，如今已经退化为沙地，一些荒漠中常见的药材在这里可以十分容易地找到，我就在这里看见过大片的罗布麻和零星生长的甘草。

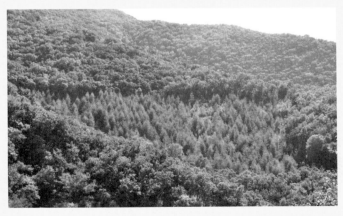

天然林和人工林谁美丽？看图就知道了。中间的一小块三角形的坡地上人工种植了单一的针叶树，但这种林子一点儿也不像自然生态环境，林子下面黑乎乎的，除了厚厚的松针外，几乎什么也不长。天然林就不一样啦，你看，各色各样的树木自由生长，一到秋季，红橙黄绿错落相间，多好看呀。林子下面，长满了生有野果子的灌木，开着鲜花的草本植物，还有奇形怪状的蘑菇，那里才是野生动物喜欢的家。

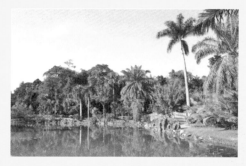

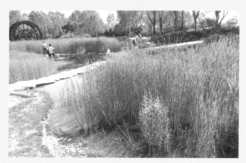

这是西双版纳热带植物园里的一片人工林，这里是龙血树、萝芙木等珍稀药用植物品种的保护地，前者的树脂就是重要中药血竭的原料，而后者的提取物就是著名抗高血压药——利血平，它是北京降压0号的重要成分。

人工湿地在城市中的地位将变得越来越重要，它不仅是我们休息的场所，而且渐渐成为城市野生动物的家，笨拙的绿头鸭、灵巧的小鹏鹛（pitī）经常在宽阔的水面上觅食，在浓密的水生植物丛中藏身，久违的蛙鸣也经常从这里传出。

这是西双版纳的一片原始热带雨林，生物物种十分丰富，每平方米都生长着许多种不同的植物，但即使在这里，野生的哺乳动物也是很少见到的，它们多在夜间出来，在林子里钻了大半日，就见到两种鸟和一种蛙。

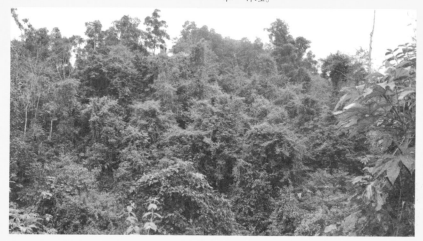

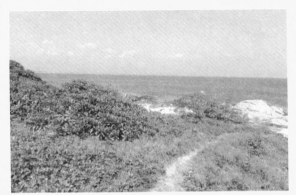

海岸，对植物来说，其实是条件恶劣的地方，那里不是岩石就是沙子，再有就是盐度非常高的海水。植物群落的状态取决于当地雨水的多少，这是海南岛的一处海岸，由于那里降雨量比较大，所以多见阔叶常绿植物，如野菠萝、鹧鸪麻、海南梧桐之类的树木。这里的草丛和矮树林是绝不能钻的，有很多毒虫隐藏其间，有毒有刺的植物也很多。

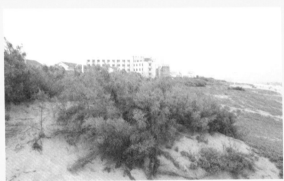

温带海岸就不一样了，这里只能见到坚硬干燥的茅草和红柳、砂引草这类极耐干旱和盐碱的沙生植物，越这里的草丛要穿高帮厚底的球鞋，以防扎脚。

温带海岸的潮间带上，贻贝很多，黑黑的，大片生长，它们是"拓荒先锋队"，这种小小的贝类能分泌出足以腐蚀掉石头的酸性物质，并且还能生长出长长的"足丝"来，像植物的须根那样，一面将自己固着住，一面继续"侵害"石头，在它们的帮助下，石头变得疏松，逐渐适宜各种藻类居住了。藻类的繁盛，又吸引了吃它的动物经常光顾，从此，潮间带逐渐变得热闹起来。

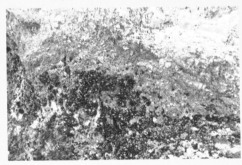 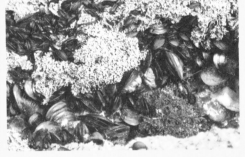

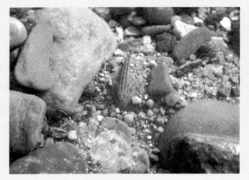

沙质的海滩上，只要潮水退去，一个又一个的小水洼就会显现出来。那里是生命的天堂，这张照片所容纳的面积不足1/4平方米，但里面却聚集了一条鱼、一只蟹和几只软体动物，找一找，看它们在哪儿。

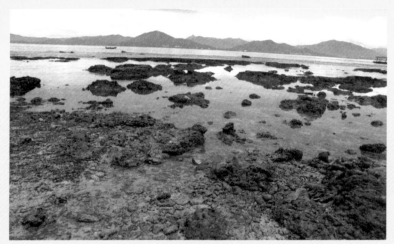

热带珊瑚礁海岸地势复杂，海洋动物多有刺有毒，要穿着高帮胶鞋下去蹚水，还要把握好时间，不能离岸太远，还要用鞋带系紧裤腿，以防海蛇、水母等钻入或漂入，可以看到各色珊瑚和珊瑚鱼。

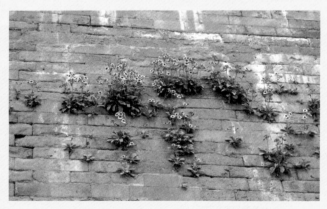

城墙是内用黄土夯筑，外面包上一层砖皮修起来的，日久年深以后，很适合岩生植物生长，渐渐也能形成自己所特有的生物群落。比如20世纪50年代以前的北京城城墙上就有大片的构树、酸枣、荆条、枸杞、堇菜、地黄、酢浆草等木本和草本的植物。现在，城墙拆了，典型的"城墙生态"也就没有了。这是故宫紫禁城城墙上的一片地黄群落。由于紫禁城的城墙日常维护得比较好，经常增补新砖，几乎没什么可供植物容身的地方，但地黄还是在这里扎下了根，并开出红白相间的美丽花朵。

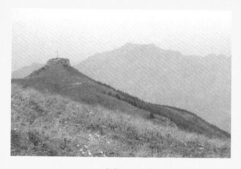

海拔2000米干燥气候下的温带亚高山草甸，即使在枯黄的秋季，也会看到盛开的翠菊。

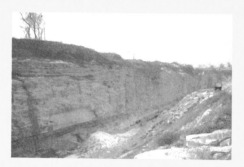

矿山是很难办的，因为这里的土地上覆盖了厚厚的一层矿粉，水源也往往被矿粉污染了，出产在这里的植物连羊都不爱吃，即使有药用植物也不能采。

海拔1200米以上的白桦林，凉风习习，是避暑的好地方。如果树林浓密的话，没风的时候，可闻到从树皮下散溢出的糖浆味道，甜丝丝，香喷喷的，真好闻。

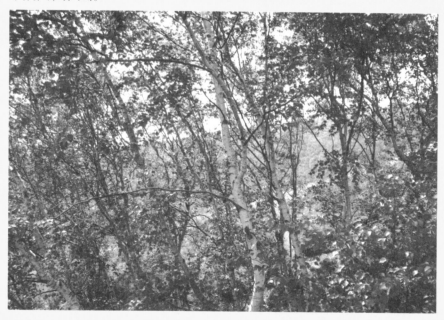

北方和南方的山脚景观对比

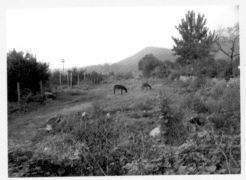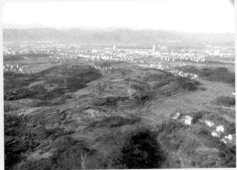

绿草如茵的长白山高山草甸由于海拔高、纬度
高而与众不同，这里能观察到寒带的植物，如
极柳——一种两三厘米高的"柳树"，也能观
察到珍贵药材——长白红景天。

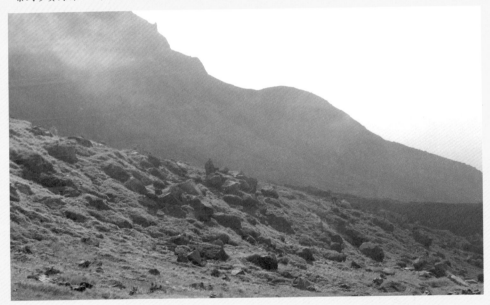

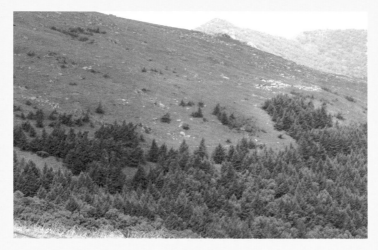

高山针叶林与高
山草甸的分界线
并不是那么明显
的一条线。

老黑林子就是自然保护区里的大片原始森
林，新手是绝对不能随便往里走的，最大
的危险是迷路，此外还有黑熊、野猪、
狼、豹这类的危险猛兽，虽说轻易碰不
上，但一旦撞见，就不是闹着玩儿的。

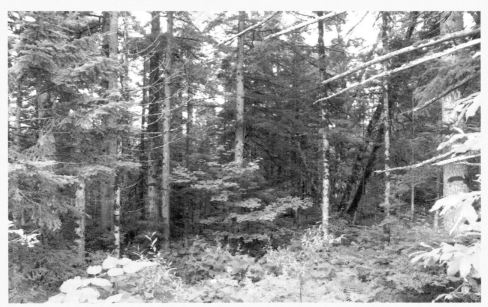

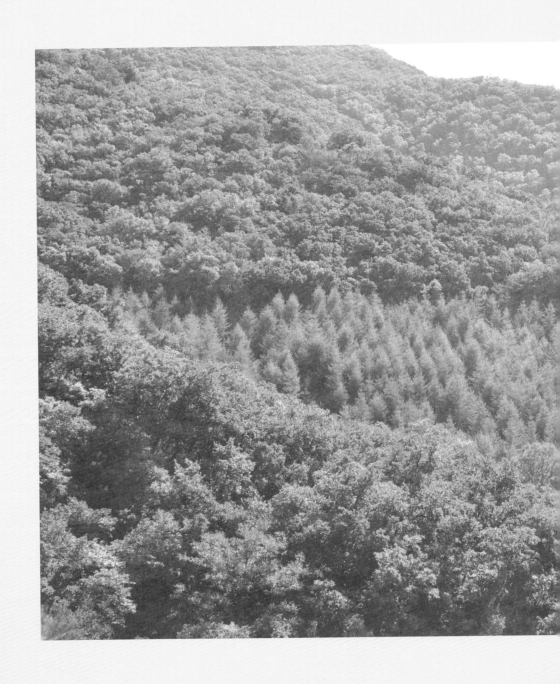

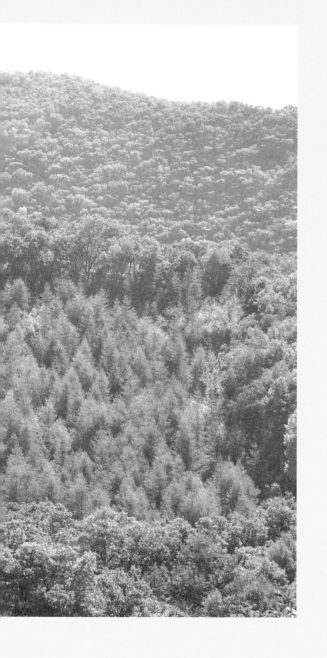

第一章　在山上采药

如果你在京郊浅山区的山脚下信步漫游时，看见有像风筝一样，慢慢飘飞的白蝴蝶从你身边忽忽悠悠地轻轻掠过的时候，那它就是告诉你，马兜铃离你不远了……

马兜铃

与蝴蝶合作找到

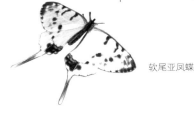

软尾亚凤蝶

马兜铃 入药始载于《药性论》，为马兜铃科植物北马兜铃 *Aristolochia contorta* 和马兜铃 *Aristolochia debilis* 等同属植物的果实，具有清肺降气、止咳平喘的功效。

软尾亚凤蝶 又称丝带凤蝶 *Sericinus montelus*，为凤蝶科丝带凤蝶属昆虫，广泛分布于东亚地区。

如果你在京郊浅山区的山脚下信步漫游时，看见有像风筝一样，慢慢飘飞的白蝴蝶从你身边忽忽悠悠地轻轻掠过的时候，碰巧，你还看见那蝴蝶翅膀的末端延伸出两条长长的"飘带"，而"飘带"的基部还有鲜艳醒目的红颜色……你知道吗？它其实是在默默无声地告诉你：在这山上有泉水的沟谷里，生长着神奇的药草——马兜铃。

你看到的这种蝴蝶，有一个非常拗口的名字——软尾亚凤蝶。其实，所谓的软尾，就是指蝶翅的后方那一对长长的尾突，飞翔起来像风筝飘带一样，显得柔软可人。雄蝶的大部分翅面为粉白色，散布着点状的黑斑，后翅末端的臀角部位有由红色、蓝色、黑色排列组合的美丽斑纹，基于这一点，我和我的几位"虫友"，更愿意称它为"风筝蝴蝶"。在北京，这种蝴蝶（指成虫）一般在 4 ~ 9 月份现身，整整一夏天都能见到，由于其飞行得极为缓慢，特别容易成为"初级捕蝶者"追扑的对象，因为环境的原因和人们的追捕，近年来，它的数量也在急剧减少。

说到这儿，你可能不禁会问，那为什么这种软尾亚凤蝶能告诉你马兜铃的踪迹呢？原来，大多数的蝴蝶幼虫采食的植物种类都比较单一。如常见的菜粉蝶吧，它的幼虫——胃口奇大的菜青虫特别喜爱采食油菜、洋白菜、芥菜、花椰菜（菜花儿）等十字花科植物，因为这类植物都含有同一种物质——气味强烈的芥子油，掰开新鲜洋白菜叶子时就能轻易地闻到它的味道。而菜青虫对这种味道也有着极强的趋向性，不信，你把洋白菜汁涂在草纸上，然后放上一条菜青虫，它会怎样呢？照吃不误！原来，这种特殊气味儿就是幼虫开饭的信号。

这类现象在蝴蝶世界里是很常见的。比如，珍稀的阿波罗绢蝶只采食景天属的植物；著名的拟态昆虫——枯叶蝶的幼虫只吃马兰属的植物；而软尾亚凤蝶的幼虫就喜

北马兜铃

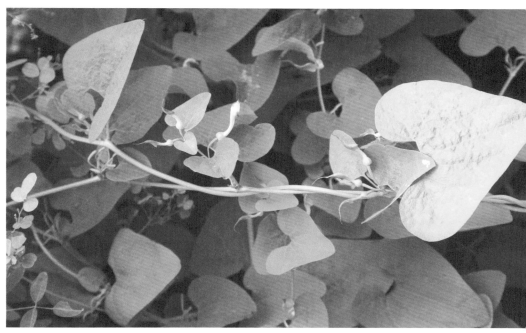

欢以马兜铃的嫩茎叶为食了。

那些靠山吃山，整天在沟坡岭头挖药材寻生计的老山民们都知道，马兜铃专喜欢在阴湿且排水良好的坡谷、沟边儿上生长。因此，每每看到软尾亚凤蝶，再寻找具备这样条件的环境，找到马兜铃也就八九不离十了。有一次，我在北京海淀北安河乡的一座小山上拍摄植物，在山脚下的一处湿土上发现有三五只软尾亚凤蝶停在那里不停地吸水（不要以为蝴蝶美丽就爱干净，它们可喜欢从湿土甚至粪堆里汲取水分呢）。果然，爬到海拔600多米的一处流水山沟的坡帮处，拨开灌丛，一片多年生缠绕草本植物，正开着一簇簇斜喇叭状的花朵，三角状的心形叶片交互生长。没错！这就是北马兜铃，马兜铃科，马兜铃属，著名的止咳平喘药。但那时，采药是不可以的，因为马兜铃真正的入药部分其实是秋后结出的果实。说到它的果实，才是它名字的真正来历呢。膨大成球状，像骏马佩戴的銮铃。秋天的时候，你只要把那些成熟而尚未裂开的果实采摘下来并晒成黄绿色的干品，就可以入药了。

关于它的功效主治么……别着急，我不说，猪八戒和孙猴子也会告诉你。在朱紫国，八戒在旁见那皇帝不倒酒给他，就叫嚷起来："陛下，你吃的药也多亏了我，那药里有马（其实是马尿）……"行者听说，恐怕呆子走了消息，却将手中酒递与八戒。八戒接过去就吃喝，却不言语。国王问道："神僧说药里有马，是什么马？"行者接过口来道："陛下早间吃药，内有马兜铃。"国王问众官道："马兜铃是何品味？能医何证？"时有太医院官在旁道："主公，马兜铃味苦寒无毒，定喘消痰大有功。通气最能除血盅，补虚宁嗽又宽中。"国王笑道："用得当，用得当！猪长老再饮一杯。"

你看，吴承恩老先生的中医知识是何等的丰富啊！马兜铃最最主要的功效概括起来就八个字：清肺化痰、止咳平喘。经炮制，既可与甘草、杏仁等配伍治疗慢性支气管炎引起的咳嗽、气急、气喘，又可以治疗小儿麻疹后期引起的肺热咳嗽。

现在，虽然马兜铃已被众多中药基地普遍种植，已不算什么稀有罕见的物种，但野生的马兜铃种群仍然是这种常用中草药珍贵的种质资源和基因宝库，而且保护野生中药资源的意义也不仅仅是对人类的健康负责，如果哪一天野生马兜铃消失了，那以此为食的美丽凤蝶也不再会翩翩飞舞。

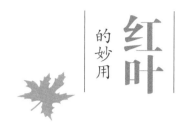

红叶的妙用

黄栌　入药始载于《日华子诸家本草》，为漆树科木本植物黄栌 *Cotinus coggygria* 及同属植物的木材、树枝和叶，具有清热祛湿的功效。

香山，是老天爷赏给北京人的一大宝物。怎么这么说呢？你看，首先，这么一座秀丽的大山守在这么大的一个城市的旁边儿，给整天憋在城里边儿的人多大的享受啊。春天，可以踏青；夏天，可以避暑；冬天，可以看雪景儿。秋天呢？可以看红叶。

深秋季节，火红的黄栌叶子

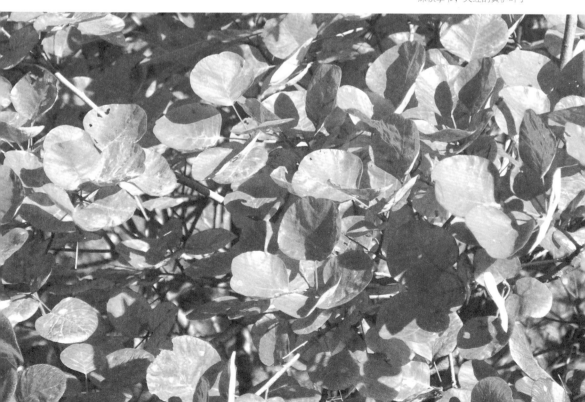

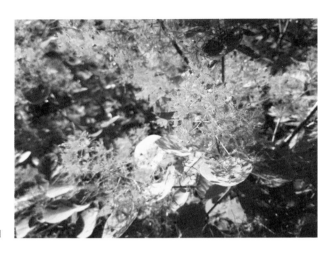

黄栌花开如烟

香山以红叶誉满中华，而唯独我，在看红叶的时节，从来不往香山上跑，为什么呢？原因是受不了那乌央乌央的人流，挤啊，再好的美景，也被这摩肩接踵的人流给挤没了。但是，香山的红叶，我是了解的，因为除了秋景天，香山几乎成了我家的后花园儿，没事儿就爱往那儿溜达。香山的红叶树种，第一不是常见的枫树，第二不是舶来品火炬树，第三不是柿子树，它正经的树种是黄栌。它长得什么样儿呢？为什么不叫"红栌"而叫"黄栌"呢？原因是跟它的木材颜色有关，这一点，一般只有采药人才知道。

以前，香山附近的山民或药农，在公园管理员给树木剪枝的时候啊，时常去捡那砍下来的碎枝条，拿回家去晾干，再劈成小块儿，就可卖给药铺了。这黄栌木，是黄的，怎么个黄呢？见过黄澄澄的小米粥没有，那黄栌木的颜色比黄小米还要黄，而且在太阳底下泛着金光，如果把它劈成小块儿，煮一锅水呀，嘿，能当染料用。别看它长得黄，它可是能"以黄治黄"的妙药，如浑身泛黄连带白眼珠儿都是黄色的黄疸型肝炎，就可以黄栌木为主，配伍群药煎服治疗。其实，黄栌的主要功效在于能够清热利湿，黄疸型肝炎主要是湿热蕴于脾胃及肝胆所致，用黄栌医治可谓恰到好处。我一直幻想用黄栌木做一把小板凳儿，不用上漆就黄澄澄的，还闪着丝光，那得多漂亮呀。后来看过陈藏器的《本草拾遗》后，我又改变了主意，要用它做一只酒杯，因为那书上说其能"解酒"，如果饮酒的时候还能解酒毒，那该多好啊。后来，老大夫告诉我，饮酒过量导致的肝损伤，任何补救的办法所起的作用都是微乎其微的。因此，你有再好的解酒药，也不如不去过量饮酒为好。

此外，黄栌还有个名字唤作"烟树"，知道的人可能就更少了。此名得自一景，每逢初夏，是黄栌开花的时节，黄栌花虽然细小而缺乏美感，但它的花梗却呈淡紫色羽毛状的样子，并且能在树梢宿存很长时间，当成片栽植时，远望宛如红烟袅袅，缭绕林间，故有"烟树"的美誉。北京燕京八景中不是有"蓟门烟树"一景吗？蓟门原本指的是金中都大悲阁一带的一个城门，金朝灭亡后，那里长起了葱茏的树木，有树木便多水气，常见林烟袅袅，古树依依，就取了这么一景。后来，乾隆皇帝在进行一番错误的考证后，在元大都土城一个土丘上立了"蓟门烟树"的石碑。近年来那里种了很多的黄栌，倒歪打正着了"蓟门也不是原先那个蓟门，烟树也不是以前的那个烟树"的理儿，真是好笑。

绚烂的黄栌植株

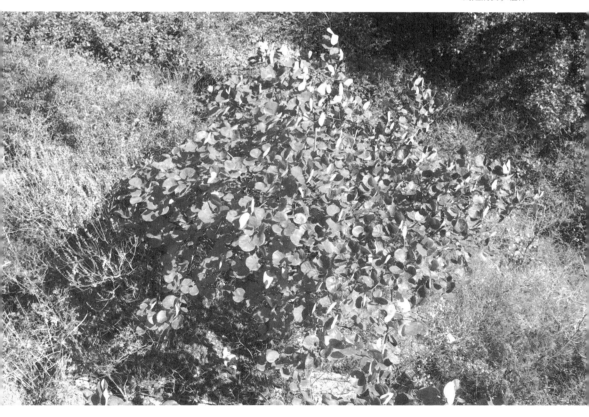

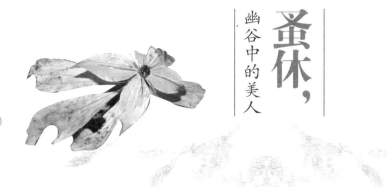

蚤休，
幽谷中的美人

秋天的北重楼

蚤休　入药始载于《神农本草经》，为百合科几种重楼属 *Paris* L.植物的根茎，具有清热解毒、平喘止咳、息风定惊、消肿止血的功效。

常听人说，"下山的时候容易找不着道儿，迷路"，其实一听这话就知道是不常出门儿的人嘴里说出来的话。有道是"瞎子下山，一步比一步低就行了"，这话不假，如果是在浅山区，只要沿着山腿子（山脊线）一路往下走，就一定能走到大平地上，但是可有一样儿，千万别一不留神与山脊线失之交臂，溜达到山沟儿里，在那里面，抬头，是葱茏的树木，低头，是没膝盖的草木，毒蛇毒虫毒草也多，碰巧赶上大雨，山洪下来，那后果……想起来都怕！

但是想采草药的话，钻山沟儿那是免不了的，因为很多草药都是林下植物，只在山沟儿里生长。在那林木遮天蔽日的大山沟里呀，有好多好多的毒蛇、毒虫，但老话儿说"一物降一物"，这山沟里不是毒蛇毒虫特别多吗？而这专治蛇伤虫咬的"灵丹仙草"也就还爱长在毒蛇毒虫多的地方，著名蛇药——七叶一枝花的生境，就是被密林覆盖的潮湿沟底。

七叶一枝花，既是植物名，也是几种重楼属植物的俗名，入药的时候，均被称为"蚤休"。这类药材不光名字好听，样子也是蛮漂亮的，在一根紫色的长茎周围长有一轮披针形的长叶，数数看，有长七片的，也有不够或多出七片的，但以七片叶的最为多见。这些叶子莲台般地托起一支淡绿色、钩着金线的花朵，开在最

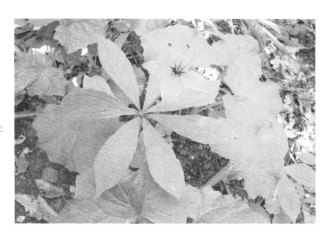

北京地区的"七叶一枝花"学名叫北
重楼 *Paris verticillata*

幽静的深山、林下，不禁使人想起杜甫那首"绝代有佳人，幽居在空谷。自云良家女，零落依草木"的诗句，我记得金庸先生曾在他的小说《天龙八部》里用这首诗形容过段王爷身边那位俏丽可人又冷若寒冰的秦红棉。当然，我自认为蚤休可比秦红棉可爱多了，因为秦红棉是个好杀的女子，但蚤休却能在人被毒蛇咬伤的时候救人于危难之中，你说这救人的灵药是不是比个好杀的美女可爱得多？

关于蚤休药用价值的民谣谚语，如果你有兴趣收集，可以去问问经常采药的老山民，你一定会收获不浅。什么"七叶一枝花，深山是她家。痈疽遇着她，一似手拈拿"，"屋有七叶一枝花，毒蛇不进家"，从这些俗语中我们不难看出，蚤休是个不折不扣的"外科医生"，且以治疗疮疡及毒蛇咬伤最为擅长。《本草纲目》中说："蛇虫之毒，得此治之即休。"故有蚤休之名，许多疗效独特的蛇伤药均含有此物。

如果挖出它地下的根茎来，粗看，这东西就像一块皱缩的姜，表面是黄褐色的，质地非常坚实，嚼之略有辣味。（没事儿不建议品尝，有毒！）在野外如果遭遇毒蛇咬伤，除当即采取结扎、清创、排挤毒血等常规方法外，还可用蚤休 10 克（指干品，鲜品不拘多少，但要洗净）与米醋（没有米醋用水也行）磨成或捣成糊状，涂抹于肿胀部位，记住，一定要在毒蛇咬过的牙孔四周肿胀部位涂抹，千万不要把牙孔破损处覆盖，以防阻碍毒气外泄，以及引起灼伤或感染。

平日居家，也可取蚤休干品 20 克研成细末，用 50% 酒精 100 毫升浸泡制成酊剂，外涂，能治各种毒虫咬伤、蜇伤，或虫毛刺入皮肤引起的皮疹等，是"老驴"外出远征探险必备之良药。

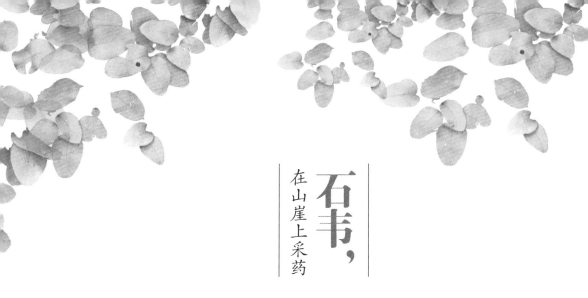

石韦，在山崖上采药

石韦　入药始载于《神农本草经》，为水龙骨科蕨类植物北京石韦 *Pyrrosia pekinensis* 或有柄石韦 *Pyrrosia petiolosa* 的干燥叶，具有利尿通淋、清肺止咳、凉血止血的功效。

以前的老电影儿里，只要一出现采药人的身影，多半儿是腰里系着一条结实的粗绳子，悬在半空中，手里拿把药镐，去采那生长在悬崖边儿上药材的老汉形象。那老汉多半儿长得鹤发童颜。而采到的药材呢？多半儿是灵芝啦，石斛啦，这些个珍贵的药材。

果真采药非得吊到悬崖边上，腰里还得系上一根儿大粗绳子吗？哈哈，这样的情景，在采药人那里有是有，但绝不是经常能见到的，因为大多数药材，都不是长在悬崖上边的。在我小时候，几乎每个暑假都跟着我的师父在山里跑，认药材，采药材，也见过很多采药的山民，有年轻的，但更多是上了年纪的，虽不是鹤发童颜，但一般也都是皮肤黝黑、腿脚利索的老人，可人家一般都在山沟儿里、山梁上转悠啊。闲扯的时候也曾傻乎乎地问过人家："您上那悬崖上采过药吗？"所得到的回答一多半儿都是先摇摇头，然后告诉你，那悬崖上不去人；但如果你不死心，还死皮赖脸地追问："那您不会拿绳子系在腰上下去采呀？"那就别怪人家冲你"翻白眼儿"啦！师父见了当然是疼爱地告诉我：在咱们北方的悬崖上呀，第一，这里冷得很；第二，土壤贫瘠得很；第三，风也大得很。长得都是些荆条、鼠李之类的柴火，即便是有药材生长，一般也不会比其他生境里长得好，冒着生命危险去采可划不来，采药是生产劳动，可不是拍电影儿闹着玩儿啊。但有一样儿，流水、背阴的山沟儿里，两边儿的石头崖壁上，还是有药材的。下山的时候，我带你去！

　　果然，下山的时候走到一处东西向的流水沟儿前，蓝灰色的岩石挡住了阳光，因为地处林下，又有泉水的滋润，石壁上湿润润的，风化的地方，都长着蕨类和苔藓。师父说，小子，你看见没有，在那第三级"台阶儿"上，长着药材呢！哪儿呢？我问。来，我给你举上去，你看见草就抓一把，一边儿说，一边把我的屁股托在他宽厚的肩膀上，一下给我举到了岩壁上，手刚好够到那"第三级台阶"，胡乱抓了一把被放了下来。

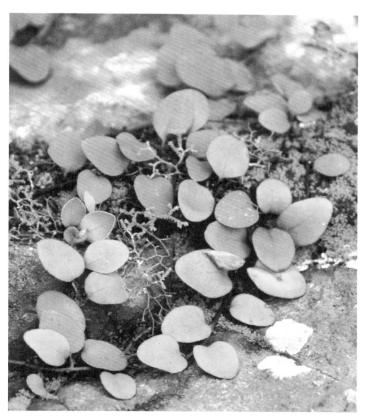

有柄石韦

张开手掌一看呀，原来是一把没有花儿，没有茎，只有叶儿的"怪草"，这草生长得非常整齐，一簇簇的，其地上部分就是一根长长的叶柄，上面顶着一片宝剑形状的长叶子而已。师父问我这是什么，我说，这么低等，好像是蕨类植物才会长这样儿。他欣慰地说，没错儿，它就是一种蕨类，叫石韦，也叫石皮、牛皮茶，是水龙骨科的植物。石韦是学名儿，韦就是皮子的意思，它长得像皮子；而石皮、牛皮茶也是说它长得像皮子。我问，哪儿长得像皮子呀。师傅说，你翻过来看叶子的背面儿。

原来，这石韦叶子的背面呈浅棕色，覆盖着一层坚实的短毛，摸上去好似皮革的毛里儿。古人把鞣制过的皮子称作"韦"，难怪如此呢。石韦既不开花，也不结果，仅靠叶子背面生长的孢子繁殖。在空气潮湿的时候，它把叶片舒展开来，尽情享受阳光和雨露；干旱时，就把叶子卷起来呼呼大睡，直到雨露的再次降临。

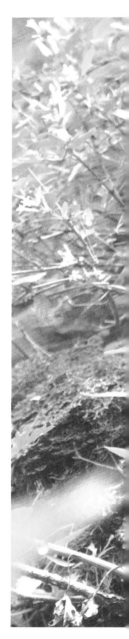

后来，只要经过背阴儿、有溪水的山沟沟儿，我就往悬崖峭壁上看，还真找到不少药材呢，不仅有石韦，还有粉背蕨、卷柏、牛耳草等。后来我又发现，长在峭壁上的石韦也不是一种，其中一种的叶子呈椭圆形，叶柄较长；而另一种的叶子呈条带状，但它们的生活习性都差不多，喜欢潮湿的石灰岩崖壁，并且在干旱的时候卷起叶子休眠。我采集了这两种石韦的标本，回来对照文献图录后发现，原来，圆叶长柄的叫有柄石韦，条带状叶子的叫北京石韦，都是中药石韦的原植物。

石韦，用于中药，最早见于《神农本草经》，这本书是对东汉以前我国中药学发展的总结。也就是说，早在汉朝以前，中国人便发现了石韦的药用价值，并作为利尿药使用，直到今天，石韦及其制剂仍然是中医临床治疗泌尿系统疾病的常用药物，而且开发出了诸如复方石韦片、复方石韦胶囊等中成药。在中医临床上，石韦经常与车前子、木通、滑石等同用，以达到利尿通淋的功效。此外，此草还有凉血、止血的功效，因此小便不利兼有血尿的人，用它是再适合不过了。

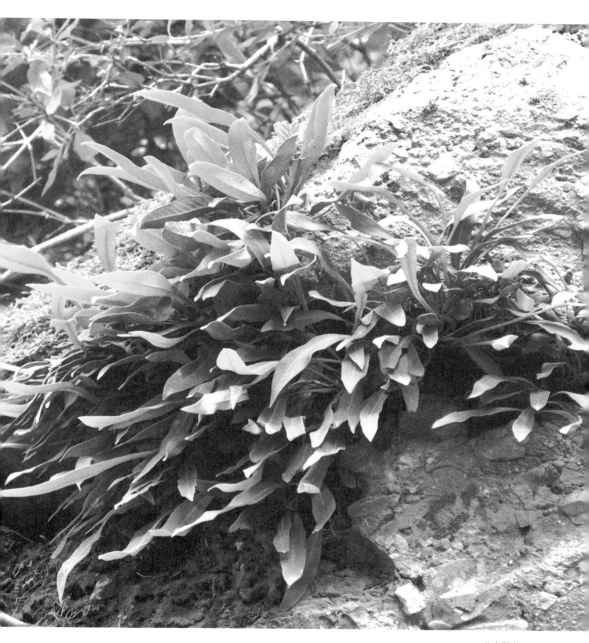

北京石韦

挖地三尺也难找的

穿山龙

穿山龙的枝叶

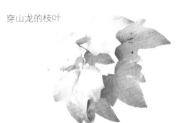

穿山龙　入药载于《山东中药》《陕西中草药》《东北药植志》等地方药志，为薯蓣科植物穿山薯蓣 *Dioscorea nipponica* 的根茎，具有祛风除湿、舒筋通络、活血止痛、止咳平喘的功效。

　　旅游也罢，出差办事也罢，只要是能够有机会接近大山（我可没说旅游区啊），来到山根儿底下、山坳里头、山路边儿上，只要一遇见采药或搂（读作一声——作者注）柴火的老年人，嘴里可就得注意勤打听了，这样的好处是，不仅能了解到有意思的动植物知识，还能买到一般人买不到的，特别有意思的，或者特别有用的特产山货。山下村口儿、道边儿、车站附近，一般是山民们摆摊儿卖山货的地界儿，看一看他们所出售的那些个农产品，遇见有不懂不认识的，嘴勤着点儿，可长见识呢！

　　比如说我吧，每一次出城采药，几乎都是从那闷罐似的长途车上费劲巴力地挤出来，因为车少人多，从一上车一直站到这荒山野岭的小站上不免有些腿脚酸木。这时的我，一般先不急着爬山，而是到车站附近看一看老乡们卖土产的摊子，一来活动一下腰脚，二来先了解一下当地的民风情况（遇见那夸夸其谈的可得防着点儿），也顺便打听打听进山的路。

　　有一次，遛着、逛着，忽然看见一个摊儿上，摆着一堆黄褐色的块根，看起来很像是短头儿的山药，细瞅身上又没有细毛儿，倒多了些成片状脱落的外皮儿。卖山货的大妈看我一脸迷惑，告诉我，这是穿山龙，是山里人用于治疗风湿腰脚疼痛的良药。哦，难怪看起来像短头的山药呢，原来是与山药同为薯蓣科薯蓣属的穿山龙块根啊！以前在图谱上见过，穿山龙，也有叫穿地龙、野山药、金刚骨的，其性温，其味苦、甘，新鲜的块茎入口有麻舌感，因为其主要的有效成分是薯蓣皂苷嘛。能舒筋活血，祛风止痛并化痰。可用于治疗因冒雨、涉水等风、寒、湿气入里及外伤瘀血引起的腰腿疼痛、筋骨麻木等症。使用的方法或煎汤或泡酒或捣烂涂敷，这就得"具体问题具体分析"了。

苍翠的穿山龙植株

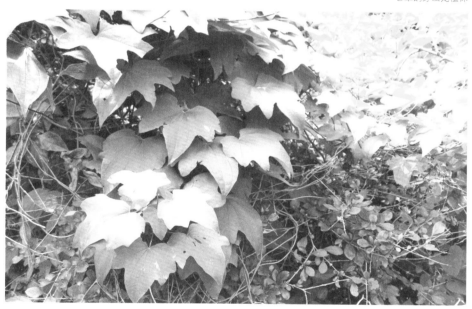

同时，从这简陋的摊子上，我又获得一个信息，即这山上出产穿山龙。既然与山药同科同属，那就在爬山的时候注意一下，只要找到和山药茎叶差不多的植物，就很有可能是中药穿山龙的原植物了。终于，那天在爬到海拔 800 ～ 900 米高的半阴半阳坡地时看到了这种植物，其长相真的颇似山药，为多年生缠绕草本植物，其叶互生，有长柄，叶片大致为卵形至宽卵形，有 3 ～ 7 个掌状的浅裂，叶片中间有长长的尖。

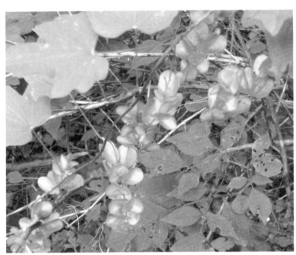

穿山龙结果子喽

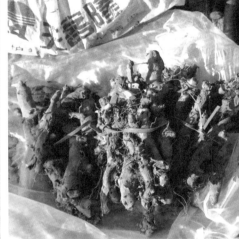

药材穿山龙成品（地下茎）

于是乎，我拿出相机，给这优美的植物拍了照，又拿枝剪铰了一杈它的短茎，等回去做蜡叶标本用。

　　原本想用随身携带的药锄刨上几段块根来回家给老人泡酒治疗冬天的"老寒腰""老寒腿"，可几锄头下去才知道，穿山龙到底是穿山龙啊，它穿过山石缝隙，把自己最宝贝的块根扎到了几尺深的地底下，而山上的土皮子本来就薄，"几尺深的地底下"似乎就全是石块儿了，我自以为有多年采药的经验，不怕，耐着性子挖呀挖，可锄头下面的碎岩块儿越来越多，土越来越少，最终连抠都抠不动了，可那传说中的"龙"依然还没有出现。我越发佩服那些采药的山农了，"谁知碗中药，滴滴皆辛苦"呀，不服输还是不行的，我再没有了挖穿山龙的勇气，看着辛苦半日刨出的浅浅一坑怅然而去……

　　回家的时候，我又来到车站，特意奔回那可爱的山货摊儿上，向那卖山货的大妈恭恭敬敬地递上一张十块钱新票儿，说了声："这钱您甭找了。"拿了一把捆扎得干净利落的穿山龙块根满意而去。

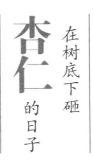

杏仁 在树底下砸的日子

杏仁　入药始载于《本草经集注》，为蔷薇科果树杏 *Armeniaca vulgaris* 或山杏 *Armeniaca sibirica* 的种仁，具有止咳平喘、润肠通便的功效。

　　爬野山采药，所得到的，往往不是那点子药材。比如说我吧，采药不是目的，学到了药用植物学知识、野蛮了自己的体魄、放松了心情，这些才是真正的目的。而且，还有一样儿没说，就是有了获取更多好吃食的机会。

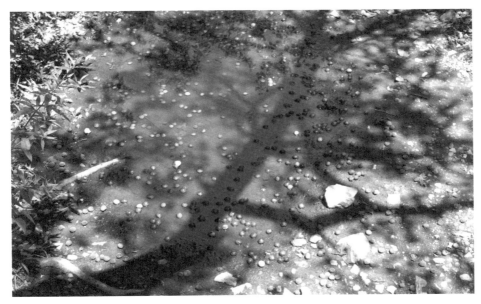

山杏落在地上的水洼里发出阵阵酒香

北京地区的野山上，山杏儿灌丛是最常见的野生植物群落之一，如果果熟时节，遇到大片大片山杏树的话，林中便会充满一股浓浓的酸酒味儿，那是熟透了的山杏儿落到林下水洼里发酵产生的味道。我觉得这很像古代传说中的"猴儿酒"。

古人说，酒的发明者是杜康，可是更古的古人说，不对，是猴子。在上古传说中，就有猴子在存水的岩缝中浸泡各种野果子，等着它自然发酵，自酿自饮一种含有酒精的"饮料"。据说，这样的酒不仅猴儿们很喜欢，古人看了也很眼馋，于是乎，原始的酒便诞生了。而眼下的情景，让我越发觉得：很有这样的可能性。

由于经常上山的缘故，我知道很多片这样的山杏儿林。每到果熟的时候，就到这些地方去，喝猴儿酒吗？不，是采药，并且只采一种药——杏仁儿。

最好的杏仁儿，是一种果肉薄，但果核大的品种结出来的，拿大拇指和食指那么一挤，便会皮核分家，分离出的皮肉可以拿去晒杏干儿，核儿就拿去砸杏仁儿了。

砸杏仁儿，那是技术活儿，砸出的杏仁儿要想做到皮不破，肉不碎，手底下，可得掌握着那么一股子巧劲儿才行。我一般都是采得山杏之后现场加工。上午，像猴子一样，在林子里挨着棵儿地摘杏儿，中午，在林中找个凉石头台儿挤杏核儿、休息、吃午饭，到了下午，就开砸了。找一平整些的石头板儿当砧子，拿一块圆滑些的石头块儿当锤子，就那么"啪，啪"地砸开了。手艺着实不错，不一会儿，一口袋皮肉完整的杏仁就砸出来了。看着小山一样的碎壳儿，那成就感，就甭提多美了。

首先说，杏仁儿是药，中医拿它宣肺化痰、止咳平喘、补虚润燥，但我除了留少量的一部分以备不时之需外，大部分的杏仁都是当碟小菜儿给下了酒了。住大杂院儿的时候，我曾经跟我们邻居二哥学得一种特别牛的吃法。他把杏仁晒干了，像炸花生米那样用一成热的素油徐徐炸过，炸的时候要小火儿慢功，把里面的水分都炸出来，炸干炸变色，行话管这道工序叫"酥"，酥出来的杏仁您搁着去吧，呵呵，一个礼拜都不会软，不会皮，吃的时候再

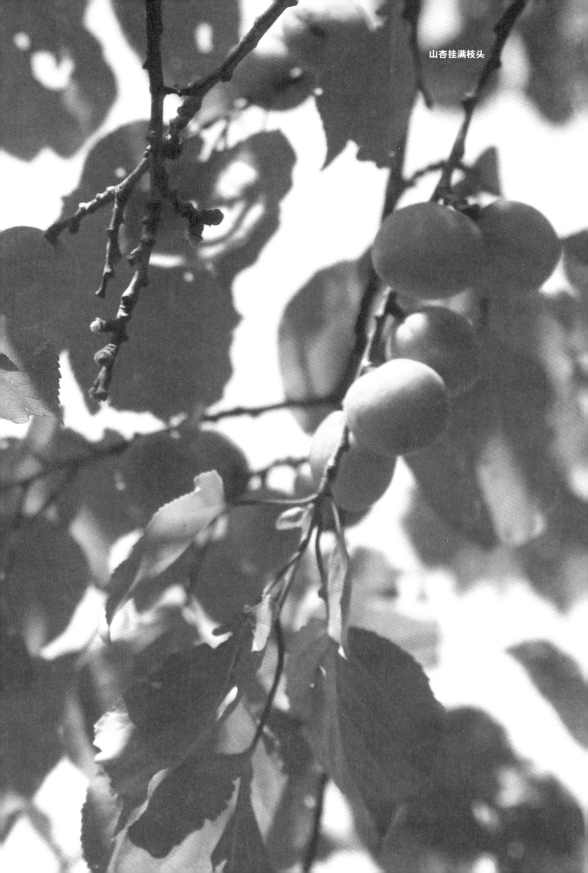
山杏挂满枝头

春天里，满山遍野的杏花开了

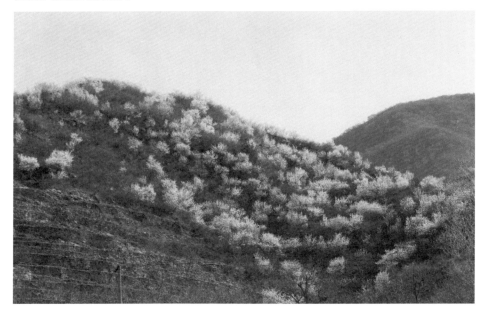

往上撒点儿盐花儿，什么时候嚼，什么时候都是嘎嘣嘣的。以前我看见他每天下班儿回家，就着那喷喷儿香的二锅头吃这道菜，那夸张的眉眼动作就告诉你，美啊！

　　说起吃杏仁，不得不多说一句，杏仁有甜、苦两种，吃的时候也要注意，苦杏仁味苦、有小毒，因为它含有少量的氢氰酸，因此，吃苦杏仁儿，一定要经过脱毒处理后才能吃，怎么个脱毒法儿呢？说也不难，你把苦杏仁放到一个小盆儿里，拿凉水没过去，泡着，等泡得那水都有股苦杏仁儿味儿了，就把水倒掉，换新水泡，直泡到水清无味时为止，就可以用盐腌渍食用了，但每次也不可吃太多，以防引起中毒。甜杏仁所含氢氰酸就极其微量了，但还是有的，因此也不宜吃得过多。"吃熟的甜杏仁或吃加工好的杏仁制品，尽量不吃苦杏仁，绝对不吃生杏仁"，这是避免中毒的准则。

　　杏仁富含可以降低血脂中胆固醇的单不饱和脂肪酸和维生素E，有助于通过减少阻塞动脉的胆固醇含量来避免心血管疾病的危险，经常食用杏仁及其制品对健康还是很有好处的。

悬钩子

美色美味的

悬钩子　入药始载于《本草拾遗》，为蔷薇科悬钩子属（*Rubus* L.）多种植物的浆果，具有补肾固精的功效。

《从百草园到三味书屋》是初一时学过的课文吧，里面陪伴幼小鲁迅成长的有趣东西——皂荚树啊，木莲啊，叫天子、油蛉啊以及覆盆子，让不少人神往，也给不少人留下了一片迷茫，都是些什么东西啊。我建议，语文老师今后再讲这篇课文的时候，可以配合一套博物学挂图，把文

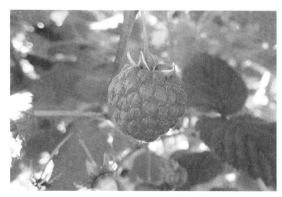
悬钩子的果实

中提及的动植物都图文并茂地介绍一番，我想，那一定是堂很有趣的语文课。

例如覆盆子，我就可以写个"说明"来配图。

"如果不怕刺，还可以摘到覆盆子，像小珊瑚珠攒成的小球，又酸又甜，色味都比桑葚要好得远。"这是鲁迅先生的原文，先生真堪称博物学家，瞧，他把植物学里"聚合果"这一抽象的果实形态给描述得多生动呀！

其实，各地百姓口中所叫的覆盆子并不是指同一种植物的果实，但几乎都是蔷薇科悬钩子属大家庭的成员，可以说，覆盆子是多种悬钩子果的俗名。

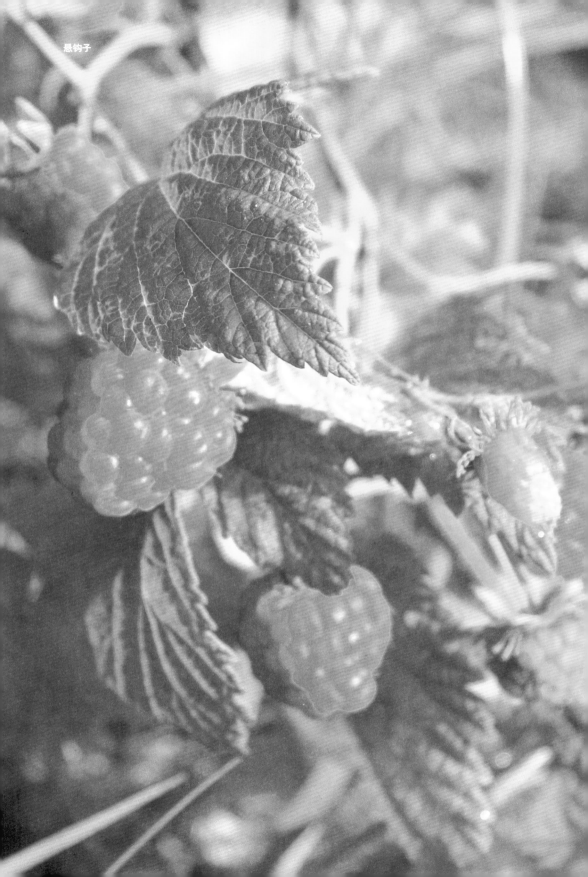
悬钩子

悬钩子可以吃，并且很好吃！我第一次见到这东西，是在长白山，那时刚巧是盛夏季节，住在老林子边儿上，空气中到处飘散着清凉和香甜的气息。清凉可以理解，那是广密的森林和海拔高度造成的；而香甜，则是无尽的岳桦林中那棵棵桦树皮下流淌的糖浆味道。我们的驻地在大约海拔 500 米的针阔叶混交林边，林下有丰富的灌草。因为离吃晚饭还有一段时间，傍晚又是鸟类一天中最后的合唱时间和夜行动物开始活跃的时间，利用这段时间考察一下这里林缘的动植物当然是非常好的。松软的腐殖土踩上去很舒服，林下有很多蕨类，还有很多珍珠梅，珍珠梅在大城市里是荫地里的园林植物，而这里才是她们真正的老家，她们在这里是野生的，而且长势很好。林缘地里还有很多在一般东北丘陵地带常见的植物，菊科、马鞭草科、豆科、藜科和忍冬科植物都很丰富。忽然，有棵灌木在我裤腿上剐了一下，并且剐得很结实，使我不得不后退了一步，以便让它枝上的倒刺从裤子纤维中退出来。低头一看，这植物的叶子有些像山楂，而枝干像月季，最醒目的是它居然还结着鲜红色的浆果，果实是柔柔软软的，上面还长着一些淡黄色的毛，也是柔柔软软的，我小心地（因为有刺）把一根连着果实的枝叶抬起来仔细观察，可还是不小心让它的小刺扎了一下，我忙不迭地扔下手中的枝叶，一些成熟的果实居然从果蒂上轻易地脱落下来。

脱落下来的果子倒像是一个精致的小碗儿，原先被果蒂占据的地方留下了个圆圆的凹坑。这不是蔷薇科的悬钩子属植物吗？我把那些精致的、鲜红的小碗儿小心地捡起来，生怕稍稍用力就把它们柔软的身躯捏破，然后放在口中咀嚼（这个属的植物很少有毒性，但建议不要随便尝试），果然清甜香滑，微酸适口。我的舌头探究出：这甜甜的果实是由许多小小的，富含汁液的小球状浆果聚合而成的，每一粒"小球"中都包含了一粒种子。

悬钩子属在欧洲，曾被称作树莓属。因为其果实酸甜多浆，在西餐甜品中是高级的点缀果品，又被称作树莓、美莓、露莓、覆盆子等等，有很多相对高产、大果型的园艺品种。但较之大路果品，仍产量很低，且不易采摘、保存和远途运输，仍旧是高档宴席和昂贵糕点上才有的东西。这个属在我国也有一百多个种，主要分布在北温带的林区，热带和亚热带的林区也有，但种类相对要少。很多地区孩子们喜爱的野果如牛叠肚、山莓、蛇泡、高粱泡等等，都是这类植物的果实。

悬钩子果不仅可以直接食用，还可做成果酱和果酒，有些种类的果实、种子、根、叶还可药用。覆盆子这个名字源自它的医疗作用，古人发现，爱尿床的小孩子大把大把地吃了覆盆子之后，变得不爱起夜或尿床了，可以把尿盆子扣在地上放了。实践证明，悬钩子果的确有补益肝肾、缩尿的功能，历代医家用它治疗尿频、尿急、尿不尽以及遗尿在床等，对遗精滑精及阳痿早泄也有疗效。西医学也有同样的认识，经研究发现，悬钩子的种子油属不饱和脂肪酸，能促进前列腺分泌荷尔蒙，因此对男性功能障碍有促进恢复的功效。

这就难怪西方人如此垂青悬钩子了，不仅缘于其口感好，他们更看重的是其背后所隐藏的保健价值。目前国内不少悬钩子种植基地在建园之初就有外商找上门来签订出口协议。由此我想到，在多山少田的我国西部地区，悬钩子也许就是山区人民脱贫致富的"金果子"。

登山老驴的宝贝——

山荆子

山荆子　入药始载于《中华本草》，为蔷薇科野生果树山荆子 *Malus baccata* 的果实，具有涩肠止泻、解酒止渴的功效。

　　我是学中医出身的，但为了了解西医学的临床技能，特意跑到西医内科去实习了一段时间。有一天午休，医生们都去外面吃饭去了，就我一个实习大夫"看房间"，就在这时，一个满面赤红、遍身酒气的汉子闯了进来，见到我穿着白大褂儿，

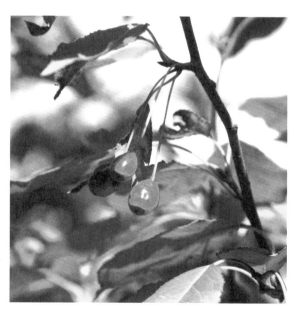

山荆子的果实

就冲我喊："大夫，我喝多了，太难受了，就是头疼、胃疼、吐不出来，您能开点儿药给解解酒吗？"听他这么一说，我知道，这人没大醉，就是酒精中毒造成的身体不适。我顿了顿，对他照实说，我是来这儿实习的，能开处方的大夫都出去吃饭去了，况且这儿除了洗胃也没有什么特效药，不过呢，我是中医，您趴到外屋诊床上，我给您按摩按摩，没准儿能好受点儿。于是乎，让他脱了外衣，推拿起了脊柱两侧的足太阳膀胱经。不大一会儿，他回过头来对我说："大夫，真管用，我好受多了。"我说，你休息会儿吧。其实，如果当时手里有一把山丁子果儿的话，我保证他的中毒症状能好得更快些。

山丁子是种很不起眼儿的小野果，虽然跟苹果梨桃儿这些大路水果没法比，但解起酒来却是第一。以前采药的时候见山里有醉汉酒后难受，他媳妇上后山上砍了一枝结满果实的山丁子叫他吃，一会儿就不难受了。此后，我知道了，山丁子是解酒的"灵丹妙药"。

山丁子，学名叫山荆子，属蔷薇科，与苹果同属，乔木，叶卵形、厚，表面覆蜡膜，它有美丽的球型树冠，果实水滴形，比小酸枣还小。它分布于黄河以北的山地、丘陵、沟壑灌丛中。右边这张照片是在北京小西山麓500米以上的向阳坡上拍的，时逢9月，果实成熟，鲜红艳丽的果子缀满枝头，登山时口渴，便大把地去撸其果实，揉到嘴里，猛嚼海咽，酸甜可口，略有涩味，而后顿时津液满颊，且果香浓郁。

按说，野生果树一般都比园艺树种抗病力强、耐旱、耐寒、耐贫瘠，因此可用它的实生苗来嫁接同科的苹果。过去用得很多，是优良的本土砧木，不少农业合作社都出售过其苗木或种子，现在有了各种优良的矮化砧木，用它当"桩子"的也就少了，它也就回归荒野了。

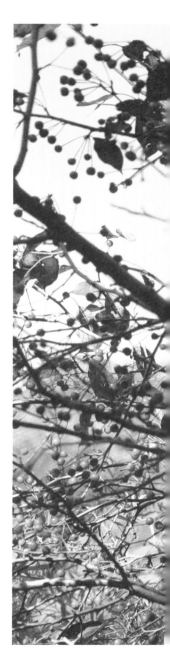

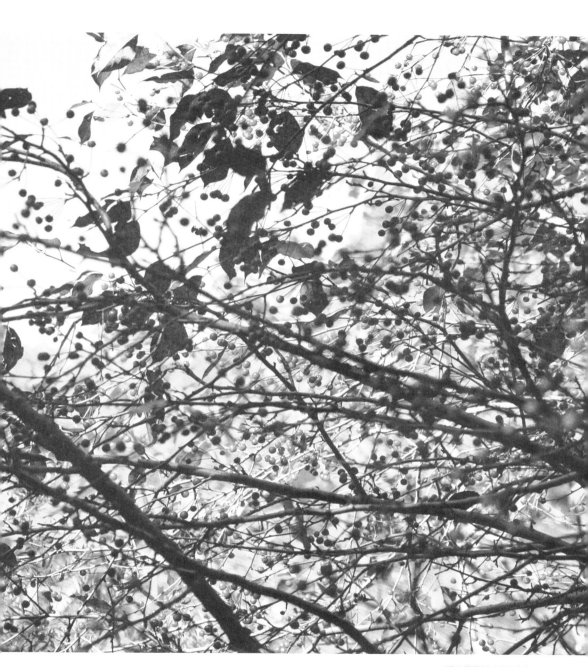

硕果累累的山荆子树

我觉得它的果实和味道都接近于海棠，只是比海棠小得多，富含维生素 C，是登山"老驴"们的解渴佳品。爱吃利落的，可以在 9 月中旬采，果肉比较硬，酸味比较浓。我是比较爱吃熟过了的那种，要烂还没烂，用舌头尖儿那么一抿，里面的果肉已成为亮晶晶的粉状，不太酸，有以前"苹果面儿"那味道，就是熟烂的度不好把握，要是果肉成了稀糊状，有股腐臭味儿，那可是真烂了，可得吐啊。原来，山荆子这位苹果的本家兄弟，果实中所富含的苹果酸，甚至比苹果还高，苹果酸具收敛作用，腹泻之人吃了可以止泻，我的肠胃很敏感，吃不对付就闹肚子，当天我吃那东西吃得很多，又喝了不少山上的冰凉泉水，结果第二天，我便秘了……历代的本草书中，也记述了它的保健作用，认为山丁子味甘酸、性凉、无毒，第一是能解酒毒（现代研究认为，因其含有苹果酸等丰富的有机酸、多糖类物质，能与乙醇产生对人体无害的物质以降低体内的乙醇浓度），然后是生津、健脾、止泻。由此可见，它是不错的华北山地绿化树种（就说能为行旅之人解渴，也应该是不错的吧），如果有机会得到改良使其丰产的话，也是颇有前途的保健食品原材料呢。

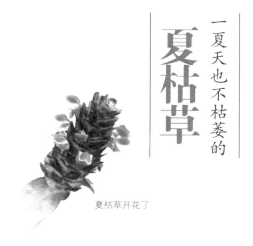

一夏天也不枯萎的

夏枯草

夏枯草开花了

夏枯草　入药始载于《神农本草经》，为唇形科草本植物夏枯草 *Prunella vulgaris* 的果穗，具有清肝泻火、明目、散结消肿的功效。

有道是"人间四月芳菲尽，山寺桃花始盛开"，这是说春天草木的生发，海拔高的地区要比海拔低的地区晚上一到两个节气，当然，这还仅仅是低山区，到了高山区，晚得还会更多。不仅如此，纬度高的地区也比纬度低的地区晚。

如果在咱们国家，爬得越高，走得越北，这个现象就会更加的明显，这一点，我是前年夏天的时候，在夏枯草身上感受到的。

那是个初夏，我在北京周边的一处荒草滩上，看见了夏枯草，虽然顶着紫色的花穗，但是本来嫩绿的茎叶却是"枯萎进行时"，我知道，它本年度的辉煌即将结束。你瞧它的名字——夏枯草，顾名思义，一到夏天就枯萎的草。在北京地区，它每年四月份萌发，五月份开花，六月份结果，然后便枯萎了，此时夏天才刚刚到来。

本以为，这是本年度最后一次见到夏枯草了。谁知，8月底，忽然得到一个机会，让我游历了一次长白山，使我轻而易举地改变了这一记录。

我是第一次到长白山采药，长白山可真大，一望无际的黑林子，遮天蔽日的针叶树挡住了宝贵的阳光，黑林子下面开花的植物很少，几乎全是阴生植物，以及蕨类、苔藓、真菌蘑菇这些低等的生命。身边，还有条波涛汹涌的二道白河，真是一个原始的世界。从黑林子里钻出来，往大道边儿上一站，晒一晒阳光，还真是舒服。

忽然在路旁的草丛里瞥见了一点点紫蓝色的光彩，什么花这么美，是美丽的长白龙胆吗？不应该，海拔高度不对，那是2000米以上苔原带上才有的植物。我好奇地扒开草丛，凑近泛着紫蓝色光彩的地方一看，哟，是几株小小的、娇嫩的夏枯草哟，顶着刚刚开出的、新鲜的花穗儿，在微风中轻轻摇曳。这真是令人意想不到的事情，居然夏末秋初的时节还能看到夏枯草那久违的美丽花朵，不但不枯萎，反

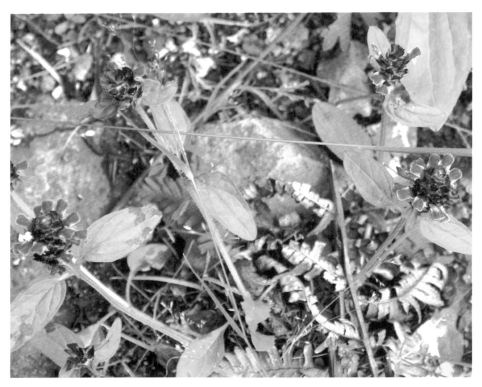

长白山的夏枯草植株

而迸发出勃勃生机。

这，就是纬度、高度和气候造就的生命过程。长白山在我国，算是高纬了，加之海拔高，那里的春天到来得本来就比别处的晚，再加上气候冷凉，这里的盛夏非常适合夏枯草这种怕热植物的生长，因此，来到这里的夏枯草把自己的生物钟调后调慢了将近两个月，以至于夏天都快过了才刚刚开花。

在中医大夫眼里，野生的、新鲜的夏枯草，是软坚散结的妙药啊！所谓软坚散结，说白了，就是软化、消散坚硬的结块儿。比如各种硬疮、硬肿、硬块等不易消散的、令多少医生头疼的顽固疾病，如瘰疬、瘿瘤及乳腺、腹部等处的肿块，近年来临床观察发现，夏枯草对极其难治的淋巴系统肿瘤也有疗效。它的药用部分就是它美丽的花穗，呈长圆柱形或宝塔形，长 2 ～ 6 厘米，直径 1 ～ 1.5 厘米，晒干后呈棕色或淡紫褐色。然而，有幸看到它新鲜时美丽倩影的，只有采药人。

在我国，夏枯草南北方各省均有出产，而使用得最普遍的，莫过于广东人。这主要得益于公元 306 年的时候，东晋的大医学家葛洪来到岭南，他发现这里由于气候炎热，山岚瘴气及传染病流行，当地人的健康状况很差，为了让广大的穷苦百姓既少花钱又能少染病，他发明出用常见的几种中草药，煮成茶水给大家防病治病的办法，经过代代发展、改良，最终形成了"凉茶"这种有效、简便、价廉的养生方式。针对夏暑秋燥，凉茶起到了消除内热、预防疾病的作用，一直延续至今。夏枯草是岭南凉茶文化中不可或缺的元素之一，在广东、港澳及东南亚地区居民的膳食习惯中，夏枯草长期以来，被用作凉茶或煲汤的常见配料，现代许多老字号凉茶产品中，均有夏枯草的成分。

值得一提的是，凉茶虽好，但构成凉茶方剂的夏枯草等草药存在一定的偏性，因此，服用凉茶要注意因人而异、因地而异，壮实或温热体质之人身处温热之地，多喝一些可祛病强身，但如果体质素来就比较虚弱，或者是婴幼儿，不分青红皂白地长期服用苦寒的凉茶，则要损坏身体了。

揭开"不老草"之谜

不老草　入药始载于《全国中草药汇编》，为列当科寄生类草本植物草苁蓉 *Boschniakia rossica* 的植物全体，曾与列当科的其他植物，如列当 *Orobanche coerulescens*、黄花列当 *Orobanche pycnostachya* 等同作为"中药列当"（始载于《开宝本草》）入药，具有补肾强筋的功效。

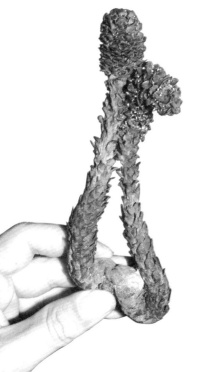

　　人们自古就对"关东三宝"有着不同的定义，一说是"人参、貂皮、乌拉草"，一说是"人参、貂皮、鹿茸角"。具体考证起来，大概是先有的前者，因为"关东三宝"本来就是贫苦百姓嘴里的俗语，人参、貂皮可以换钱讨生活，而柔软、廉价的乌拉草（一种莎草科植物）絮在鞋里可以防寒过冬，在穷人眼里这就是宝了。后来传到有钱人的耳朵里，大概是认为乌拉草不雅，有损关东声誉，遂改为"人参、貂皮、鹿茸角"。这次我来到东北，在火车上就有人告诉我，"关东三宝"的以上版本都成过去时了，现在叫"人参、鹿茸、不老草"。这也好理解，紫貂现在是国家的一类保护动物，如今貂皮的生产全依赖养殖，而养殖的紫貂也好，水貂也好，都已不是关东所独有，再加上人们目前的环境保护意识大大提高，拒绝动物毛皮的人越来越多。而随着人们对健康越来越关注，这"关东三宝"也就又与时俱进了一回。但所谓的"不老草"到底是什么东西，就让人有些丈二和尚了。细问之下，也只问出"那是长白山悬崖峭壁上长的一种仙草，人若吃了可以'不老'"之类的玄虚答案。

来到长白山脚下，逛了两三家特产店，问有没有"不老草"卖，回答有的说"大概这季节还没下来吧"，有的说"不好找"，直到踱进一家兼营药材的山货店，看到看摊儿的老头儿，问了声："有不老草么？"才听到神秘分分的一声："有。"

老头儿从货架的下面拽出一个纸盒儿，里面全是。当看到这传说中"仙草"的模样时，我不禁诧然，"这不是列当么？"列当，我是熟悉的，它是北方几种列当科植物的药物名称，这一类植物的样子有点像一支粗壮的毛笔，身上布满鳞片，分不清哪里是叶，哪里是秆，只是在最上面的地方，也就是笔头部能看出许许多多紫色或黄色的小花来。这类植物营寄生生活，想找到它，首先得找到它的"房东"——寄主植物，而它对"房东"还特别挑剔，不同种类的列当有不同的寄主。

如今，展现在我眼前的所谓"不老草"的家伙，正是中药列当中的一种。它的全草可以入药，它的主要功效是补肾气、强腰膝、益筋骨。在方剂中与群药配伍可用于因年老或久病导致肾阳不足而引起的腰脚冷痛、筋骨痿软无力、长期腹泻以及阳痿遗精、宫冷不孕、痛经等证。除入药煎煮外，很多地方尚有用其泡酒、炖鸡、煲汤、泡茶的习惯，的确能起到一些强壮的作用，而要想靠它"不老"就是痴人说梦了。这就很像幼时听到的一则故事：明朝时，武当山的一所道观里出产一种叫榔梅的水果，道士们说吃了它就能长生不老，他们每年都将其采集、腌渍起来进献给皇帝。当地的官府严禁外人采摘。而李时珍就不信那些道士们的鬼话，冒着生命危险悄悄地摘了几个下来，经研究，他发现所谓的仙果不过是一种榆树的果实，吃了能生津止渴而已，并没有其他特殊的疗效。事情就是这样，听到新奇的、玄乎的东西，真正要想知道到底是怎样的，就必须到实地去作一番调查研究才行，这段小小的经历使我在真正意义上懂得了：读书和行路是做学问缺一不可的两要素。

刺儿头，是好驯化的吗

禹州漏芦　入药始载于《本草纲目》，为菊科草本植物蓝刺头 *Echinops sphaerocephalus* 或华东蓝刺头 *Echinops grijsii* 的根，具有清热解毒、消痈、下乳、舒筋通脉的功效。

禹州漏芦、蓝刺头，你猜猜哪个是这种植物的学名？蓝刺头是，没想到吧！第一次见到这植物，是在太行山海拔 1300 米的高坡上跟中科院的老师考察植物生境时看到的。记得那地方正好是崎岖山路的一个拐角处，远远发现对面的草坡儿里冒出一个个光彩鲜活的蓝色"小乒乓球儿"，领队老师也看到了，说了声"是蓝刺头"。走近一看，立时感到，这名字起得实在太贴切了。蓝刺头原来是一种菊科植物，草丛里冒出的"小乒乓球儿"是它的头状花序，看似一个"球"，实际上是由中心花轴表面放射性地向外侧生出的无数根"小刺"组成的，这些"小刺"其实是一个个的管状花，在每根"小刺"的顶端，都顶着小小的、蓝紫色的花瓣，组成一个乒乓球大小的蓝刺儿头，再配上深深锯齿的叶子，它的这个造型，很现代，很时尚，极富观赏性。从那次起，我就爱上了这种美丽的植物。

回到家里，翻开植物志查找有关蓝刺头的资料，忽然见到"干燥的根入药称禹州漏芦"，闹了半天，中药斗子里的禹州漏芦原来是这家伙的根，原来是老相识了。中药漏芦，来源于几种不同的菊科植物，目前临床常用的是漏芦（入药称祁州漏芦）和蓝刺头（入药称禹州漏芦）的干燥根。从功效上看，漏芦是个多面手，它既能清热解毒，又能排脓止血，还能消疮通乳，同时又能打蛔虫，是内科、外科、妇

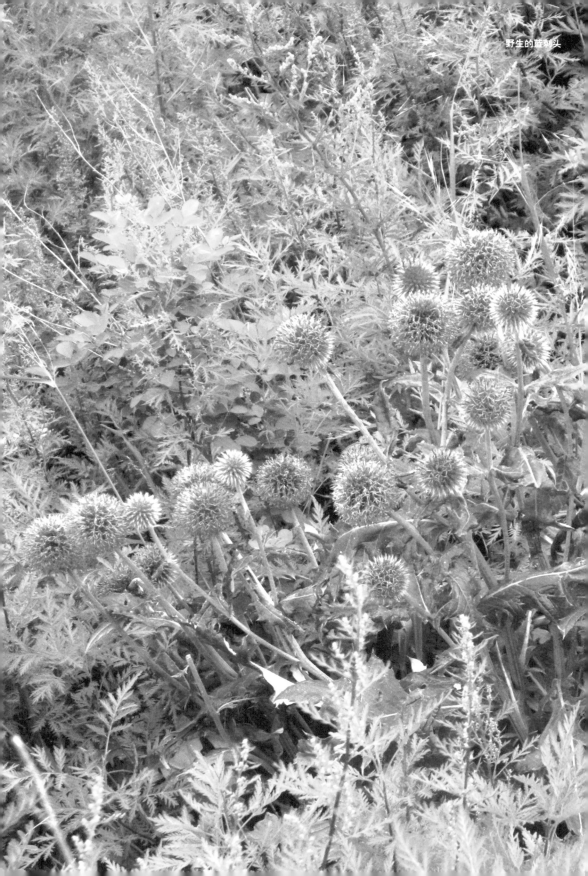
野生的蓝刺头

科、儿科都经常用到的药材。

　　自从第一次在大山里与之邂逅，我就想，这么有个性的好花，什么时候能够种上一盆，摆在家里该多酷啊。后来看到朋友从国外拍回的照片才得知，由于花型好，花色美，在欧洲的公园、街头，蓝刺头早就作为观赏植物被人们广为栽培了。直到去年，我在北京的街头也见到蓝刺头了，就在钓鱼台国宾馆对面的花坛里，欣喜之余，还拍下了一张照片留念。

　　这就是那张照片，你看得出来吗？跟前面那张野生的相比，是不是颜色变淡了，长势变弱了？其实，驯化野花，可不是件容易的事情。就拿蓝刺头来说吧，起初，刺儿头在花圃里还很不适应，可现在，已经能在北京街头的许多花境景观中看

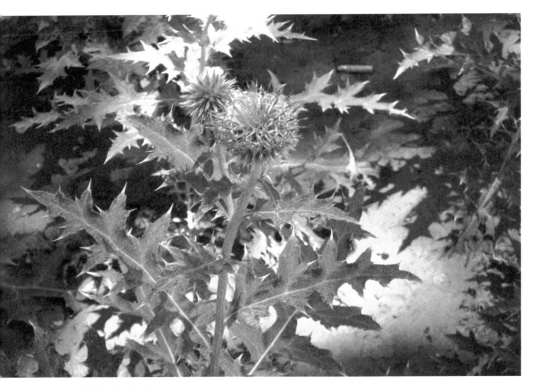

人工栽培的漏芦（蓝刺头）

到它开放了。开花倒是开花了，但总嫌没有在山沟沟里野长的可爱，这不是心理作用。第一，被移栽后的叶片变薄了，没有野生的厚实粗壮；第二，枝叶的颜色变淡了，从野生时的黑绿色变为苍绿色；第三，花朵从浓艳的蓝紫色变成了淡蓝色；第四，植株的分蘖减少了，花朵的数目少了；第五，头状花序的个头儿也小了一圈。

这再次印证了野生花卉的驯化是个复杂、系统的工程。从"野生→栽培（不适应）→栽培（适应）→栽培（繁盛）"，每一个飞跃都凝聚着园艺师们不懈的努力和汗水。

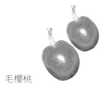

毛樱桃

毛樱桃
还是挺好吃的

郁李仁　入药始载于《名医别录》，为蔷薇科野生果树毛樱桃 *Pruns tomentosa* 等植物的种仁，具有润燥滑肠、下气、利水的功效。

　　毛樱桃又叫野樱桃，其果实摘下来的样子和樱桃真无二致，都是红红的，就是个头儿小了点儿，没有长长的果柄罢了。叫它野樱桃，其实它就是与樱桃同科同属的亲戚，在我国东部地区的山地都有野生，一些城市还把它用作园艺树种种植到庭院里。它的种仁儿富含油脂，自古便是中药郁李仁的代用品，能够润肠通便。

　　想起80年代初的时候，果蔬副食品远没有现在丰富，水果店、菜站、合作社里的吃食总是按季节摆上那老几样儿大路货。像樱桃这类的稀罕物简直没有见过。也是在那时候，香山公园还很荒，香炉峰上也还没建起高大宏伟的望京楼。登上山顶的时候，只见红黄色的山头上癞子似的长着几丛灌木。就在这稀疏的灌木丛中，有一棵树，树上结了鲜红色的果实，似乎含水分很大，娇艳动人。我摘下一颗拿在手里仔细地端详，在一旁观山景的老父忽然看到，也有些诧异地对我说："哎，这荒山野岭居然还有樱桃。"我指指旁边的矮树，父亲恍然道："哦，是毛樱桃，你看，它的把儿很短，而真正的樱桃都是长把儿的。"我愕然了，原来这就是"传说中的樱桃"。老父似乎也感到怅然，他儿子都这么大了，还不知道樱桃是什么。唉，毛樱桃也算是种"樱桃"，总算还是见到了。于是乎，我们就拣那树上熟透了的小

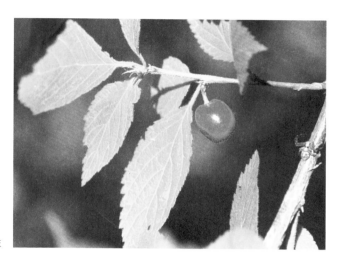
毛樱桃的果枝

果小心地摘下来，放入用豆包布缝成的、柔软的昆虫网里。不久，就采了小半兜底儿。山顶有座新中国成立前遗留下来的碉堡，那碉堡的顶是很平的，父子二人就坐在顶上吃那小半兜毛樱桃，酸甜的，很可口，不大会儿的功夫就吃光了。老父毕竟也是几十年没见过樱桃面了，因此我们都有一种"还想吃"的感觉，甚至奢望起真樱桃来。

　　前年登山，在山路旁的树荫里休息，忽然再次看到此物，二十多年前的往事历历在目，而今的人们已能将那真正的大樱桃满把满把地往嘴里揉了，面对这小小的毛樱桃倒感慨起来，遂拍下一张照片以示纪念。转过年头，游历到河北省昌黎县境内，但见山坳里露出一抹世外桃源般的平川地，几间瓦房，一片苹果园儿，几个果农正在果树间忙活。远远望去，却发觉这果园拾掇得很不一般，不仅地垄平实，树形整齐，而且在园子四周种植了矮树墙，显得错落有致。走到近前，却发觉这矮树墙上结满了半拉红半拉白的小果实，咦，这不是毛樱桃吗？

　　"您这果园儿怎么还种些个毛樱桃呀！"我问道。"哦，您这城里人还认识毛樱桃呀！"一老果农见我过来搭讪说，"毛樱桃命贱，又耐旱又耐涝，也用不着浇水上肥，把它种在外头给果树挡风，这几株还小，让它疯长就行，等再大点儿，稍微给它疏疏枝，准能结更多果儿。"

经过攀谈得知，毛樱桃是种讲"良心"的果树，平日里耐瘠薄、耐旱、耐涝、耐虫害，只要你稍微给上些肥水，它就能在产量上很明显地"报答"你，不但产量高，而且果实的个头、甜度也能明显上一个台阶。到了果子变红、变软的时候，你在树底下铺几张塑料布，然后握着主干用力摇那么几下，那满树的果实就能扑簌簌地落下来，让你饱尝丰收的喜悦。

据分析，毛樱桃的果实含铁量很高，常食可补充铁元素，促进血红蛋白再生，防治缺铁性贫血，而且有美容养颜的效果，能使皮肤红润嫩白，去皱消斑。我觉得，这么有"良心"的果树应该多种才是。

让孩子们眼里冒火的

酸枣

酸枣仁 入药始载于《神农本草经》，为鼠李科灌木酸枣 *Ziziphus jujuba* 的种仁，具有养肝血、宁心安神、敛汗等功效。

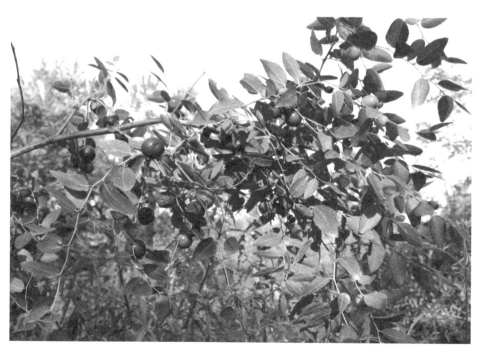

火红的酸枣熟了

很多年前，每次从山里采药回来，最高兴的往往都不是我自己，而是我的那些最忠实的粉丝——跟我一起住筒子楼里的，街坊家的一大帮孩子们。他们所关心的并不是我都采到了什么有用的药材，而是我都给他们带回来什么"副产品"。

　　说起采药的"副产品"，有的时候是纸盒儿里的几只叫得很 high 的蝈蝈儿，有时候是包在翠绿树叶儿里的几只山蝉，几个五彩斑斓的金色甲虫，或者是几块很纯净的白色石英石，但更多的时候，是大把大把的山杏儿、毛樱桃、山豆子（沙棘）和酸枣儿。

　　当年大把大把地将红彤彤、圆溜溜的大酸枣儿从布兜儿里掏出来的时候，不光孩子们看了眼里冒火，就连大人见了也怪诶得慌的。别看这东西薄薄一层皮里没多少果肉，却酸甜适口，还带股子山野的清香，刚一入口，便满颊生津，比装在塑料袋里的话梅好吃多了。

　　说酸枣儿是采药的"副产品"，这还真委屈了它，因为酸枣是正儿八经被列入《药典》的纯正中药。酸枣的核仁是中医治疗失眠的良药。适用于治疗心肾不交、阴亏血少引起的心烦失眠、多梦、心悸等，著名中成药"天王补心丹"，就是以酸枣仁为主料制成的。酸枣肉还有很高的营养价值，果肉中光是维生素 C 的含量就是相同重量苹果的十几倍，还有其他多种氨基酸及糖类等，能降低血清总胆固醇、低密度脂蛋白，被用于预防和减轻动脉粥样硬化。另外用酸枣制成的果粉、汽酒、果汁等，不仅口感好，而且不需任何色素和添加剂就能呈现稳定的色泽，是难得的纯天然食品，因此常吃酸枣及其制品对健康十分有益。

　　别看酸枣小，满山都是，但采摘起来，还是挺讲技巧的。为了保护自己，酸枣全身都武装上了又尖又硬的刺，怎样摘得多，摘得快，而不会被尖锐的酸枣刺儿扎得伤痕累累，首先要准备两样儿"兵器"。第一是"钩子"，我的"钩子"就是手里的小药锄，如果你没有的话，可以考虑用你所能找到的登山杖、羊角锤、拐棍儿，总之是一头有柄儿，一头儿有钩儿的物件儿就行；另外一手带一只薄的布手套，鼓号队员用的那种白色的阅兵手套就行。

　　有了凑手的"兵器"，还要选对地形儿。酸枣专门长在干燥的、朝阳的坡面儿上。发现大片的酸枣群落时，千万不要兴奋过头儿，在里面乱摘乱钻，因为酸枣的尖刺会非常利索地划破你的衣服和皮肤。如果你想采摘坡上的酸枣，要站在酸枣树的下方坡儿上，并且要离得远点儿，拿手里的"钩子"把树梢儿上又红又大的酸枣儿勾到近前，再拿戴着手套儿的那只手细细摘取，还要记得，脖子上要吊一个挎包儿，把满把的酸枣放到挎包儿里再摘新的。记得，千万不要站在树的上方坡儿上，万一脚下不稳，头脸身手靠在树上，可不是闹着玩儿的。

蘑菇的奇遇

催泪弹与假灵芝，采

马勃　入药始载于《本草衍义》，为马勃科 *Lycoperdaceae* 几种真菌的子实体，具有清肺利咽、止血的功效。

木蹄　入药见于《全国中草药汇编》，为多孔菌科真菌木蹄层孔菌 *Pyropolyporus fomentarius* 的子实体，具有消积、化瘀、散结的功效。

　　立了秋，只要下过一场透雨，我就在家待不住了——采蘑菇的日子到了！

　　如果时间充裕的话，我会选择去远郊山上的松林里，那里是松蘑的地盘儿，一把把小伞会从满地的松针下面拱出头儿来；或者去平川地里的农村，到老乡的柴火剁上、高粱秆儿搭成的篱笆墙上、粪场四周大朵大朵地收取肥嫩的黑木耳或者白花花的鸡腿儿菇；即使只有半天的闲工夫，也要扛副钓鱼竿儿，到那附近的河岸上，一面等鱼上钩儿，一面沿着河堤，往那成排的老柳树下找寻一丛一丛生长的包脚菇……这些食用菌采回家后，千万不能洗，洗过的菌类如果不当时吃，就会很快腐烂，我向来都是带着土就把它们放到通风的地方晾干，到吃的时候，再将其洗净，用开水泡发开来，或炒或烩，或做汤或打卤拌面条，在味道上，均比人工培植的蘑菇要好得远。

　　采蘑菇是个靠眼力吃饭的技术活儿。最初，我也是一个采蘑菇的外行，总是怕万一不留神把毒蘑菇采了回去，吃出个好歹来可不是闹着玩儿的。但每次跟着那些

放羊的、采药的、收山核桃的、逮蛤蟆
的老人、小孩儿们一起到山间旷野里
"玩儿"（人家是做正经差事，只有我是
当玩儿）的时候，看见他们每每从地上
或树上或柴火堆上摘下一朵朵肥大的蘑
菇或木耳放到自家窗台儿上晾晒，又端
出拿这些野生菌做成的美味土菜招待我
之后，我也按捺不住了，渐渐的，从帮
他们采，到自己采，开始认识哪些蘑菇
能吃，哪些蘑菇有毒，并且知道了它们
的各种"土名儿"。

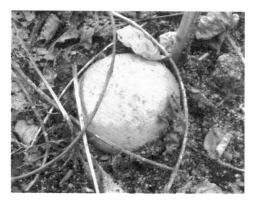
马勃

后来我学会了查文献，给它们分
类，对照着图录，给那些熟识的蘑菇找
它们的学名，实在不认识的，就采回
来，拿着标本去问专家。一来二去，不
但弄清楚了以前采的那些个食用菌，还
认识了好几种药用菌类。

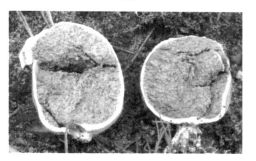
掰开后的马勃

马勃，就是我认识的第一种药用"蘑菇"。有一次，我在河北昌黎县的一处林
间采标本，突然看见地上躺着一只直径大约三厘米，外表黄褐色的小球儿，"这是
谁不留神掉落的土豆儿啊"，我想把它捡起来，可猫腰去捡的时候才发现，这"土
豆儿"的一半儿还埋在地下，于是捡就变成了挖，下面的部分还挺深，等挖出来一
掂量，才看出来，这哪里是什么"土豆"啊，它比土豆轻，摸一摸，不软不硬，韧
劲儿十足，下方还长着一缕根须，在好奇心的驱使下我掰开了这个球体，里面是洁
白的、松软的组织，发出一股浓重的蘑菇味儿，原来是个蘑菇呀。我蹲下身子查看
了附近的泥地，哦，这东西还真不少呢，两平方米的地面上就长了五六枚，有的颜
色深，有的颜色浅，我先前捡的那个属于颜色浅的，待我去挖那颜色深的一枚时，
我忽然感到它很软，仿佛用手指一捅就破似的，果然，那个深色的蘑菇非常容易地

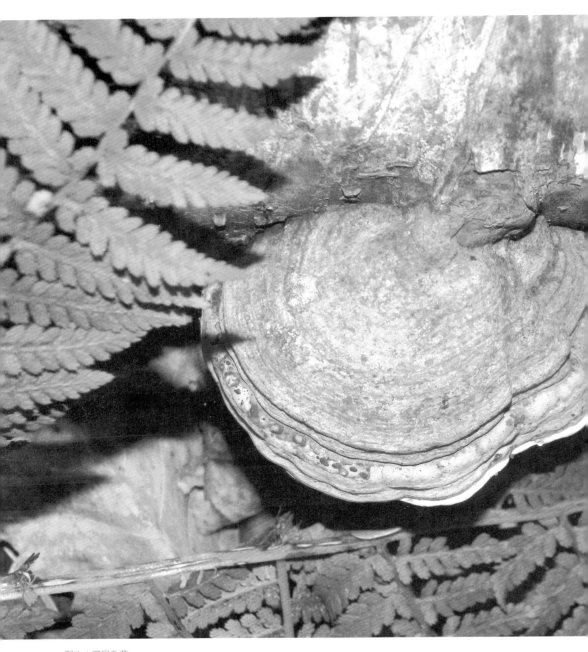

野生木蹄层孔菌

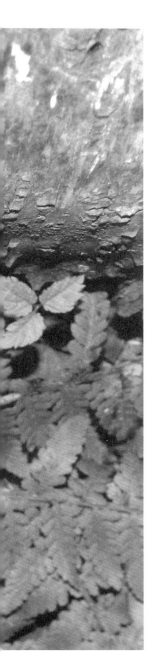

就被我捅破了，里面飘散出一股灰色的烟雾，不留神我碰巧吸进
鼻子一点，立刻感觉到呛，实在是呛，呛得我站了起来，一面擤
鼻涕，一面流眼泪。带队老师是植物学家，他低头看了一眼我挖
的菌类，又端详了一阵我的狼狈相，很镇定地对我半开玩笑地说：
"你挖到催泪弹了吧？"我已经说不出话来了，赶忙点点头，他笑
着告诉我："你挖到的那些个球儿其实是真菌马勃的子实体，子实
体幼嫩的时候可以当蘑菇吃，等长老了，就会充满烟雾状的孢子，
你刚才是把它的孢子都放出来啦！"原来如此，这就是中药马勃，
早先看《河北中药手册》的时候，曾留意过这味药材的名称。书
中说它有消肿、止血的作用。

　　有了那次经验，我开始注意林间的各种药用真菌。又是一次
野外考察，我在海拔 1400 米的白桦林里，发现了一种长相更加有
趣的"蘑菇"。这种"蘑菇"呈灰白色，长得很像马蹄子，倒扣在
一棵已经死去、倒伏的枯木上。仿佛生长了很多年，"蘑菇"的
质地很坚硬，表面显现出一环又一环的圈层，难道这就是传说中
的灵芝？我采下其中一个较小的，装进标本袋，回来找专家一看，
原来不是真灵芝，是一种"木灵芝"。所谓的"木灵芝"是长得像
灵芝而实际药用价值不如灵芝（也可能是人们还不大清楚它们的
价值）的一大类药用菌类，我采集到的种类其学名叫作木蹄层孔
菌，是灵芝的同门亲戚，多孔菌目中的一种。后来有机会，我出
差来到广州，在当地一家很著名的药店里，我看到了体积更大的
木蹄层孔菌，那里的中药师告诉我，木蹄层孔菌是一种消积化瘀
药，临床用于治疗肝病及各种癌症。目前常作为癌症患者的辅助
用药和保健食品应用。

　　看来，真菌类是个极其复杂的大家族，想要认识这个家族的
药材的确不容易。

九
死
还
魂
的
仙
草

卷柏

卷柏　入药始载于《神农本草经》，为蕨类植物卷柏科卷柏 *Selaginella tamariscina* 或垫状卷柏 *Selaginella pulvinata* 的全草，生用具有活血通经的功效，炒炭可以化瘀止血。

刚参加工作的时候，我曾孤独地值过一段时间的夜班，每每第二天早晨，看见同事们急急忙忙地奔向自己的工位，开始换鞋、打水、涂口红、开机、去头儿那候骂的时候，我便慵懒地打上一个哈欠，回家或去颐和园后山那张整整一上午都有阳光的长椅上——补觉。这样昼夜颠倒的工作，让我无从与同事有更多的交

雨季舒展开来的卷柏

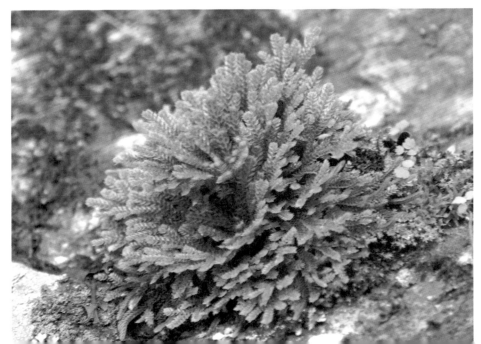

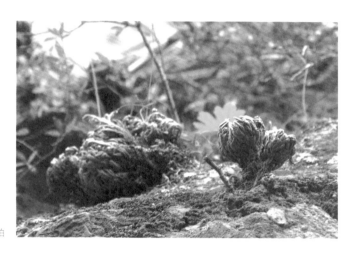

旱季卷曲成一团的卷柏

往，倒是学会了通过办公桌的布置看一个人的情调与性格。桌上干干净净，连张废纸都没有的，这人肯定是工作狂，狂到连张废纸都必须及时清理干净；桌上堆着厚厚一摞文件，但除了第一张是最近的会议纪要外，其余都是资料，说明这人是"假工作狂"，没什么事做还要装成一副扎在文件堆儿里的样子；还有些办公桌上摆着各种各样的装饰物，那是刚刚毕业的小姑娘的，她们还在憧憬事业的美好。可是有一天，那张连废纸也没有的桌上，忽然多了一个透明的玻璃杯，里面有半杯清水，泡着一团灰绿色的干草团。我由衷地发了通感慨，"狂人"终于也有了情调，而且还这么与众不同。因为那团干枯的植物是坚忍精神的化身，它叫卷柏。

　　我第一次见到这种植物，是上初中，有一次老师组织生物小组去鹫峰采标本。下山的时候，我和四五个同学与大部队走散了，在找寻"捷径"的过程中，选择了一条十分偏僻又落差很大的山沟儿往下走，至今想起来，还有点儿后怕。那条路可真难走，两旁是十几米高的山崖，脚下是将近一尺厚的落叶，还得在突出的巉岩间爬上爬下。忽然，借着夕阳的余晖，我看见头顶上方的岩壁上生长着一丛丛如拳头状卷曲的干草，我想起中药图册里有一种叫卷柏的药材长得就是这副模样。我冲哥儿几个喊了一声，"都停下，有'珍稀'植物！"一听有"珍稀植物"，大家都停住脚，而后就是叠罗汉一般地攀到崖壁上去采，哥儿几个按照挖大留小的原则把四五棵最大的植株扔了下来，我捡起其中一株观察了一下，没错，鳞片状的叶子无论从叶形还是枝条都很像卷曲起来的柏树，我知道，它在旱季里会一直这么卷曲、枯萎成一团，看似毫无生机，但只要有一场透雨，它就会伸展开枝叶，流露出醉人的绿色。等大家都安全"降落"到山脚下，我跟哥儿几个介绍了"卷柏"的妙处：卷柏的生命力极其顽强，它专门生长在光溜溜的石灰岩崖壁上，靠须根死死地扒住一点点可怜的泥土，又因为平日枯槁，遇水而荣，枯荣相继，长年如此，于是人们给了它一个颇具传奇色彩的名字——"九死还魂草"。回到学校，我们没有急于把卷柏做成标本，而是到食堂借了一只大碗，盛上半碗清水，把它泡在里面，结果，全班的同学都领略了这种植物从枯槁到鲜活的神奇。

"狂人"把这团植物一直这么泡着，泡着……都好几天了，它不是水草，是耐旱植物，再这么泡下去准得玩儿完！我是个看不得花草死去的人，决定第二天一早无论如何得跟这"狂人"废上几句话再走。在她泡咖啡的时候，我来到她身边，冷冷地撂下一句，"你桌上那棵卷柏要是再这么泡下去，就泡死啦……""嗯？"在这个场合里，好像还没有人跟她讨论过工作以外的事，"哦，你是说'沙漠玫瑰'吗？过几天它会开花的。""什么？开花儿！！你见过蒸熟了的土豆儿开花吗？""无聊，开什么玩笑！""你才无聊呢，卷柏是低等植物，靠孢子繁殖，根本不开花！你是不是让那卖花儿的给骗了？""啊，我被骗了？那人说它叫沙漠玫瑰，买回去泡上三天就会开出紫罗兰色的花来。"我看她一副怅然若失的样子，三两句话给她讲了"九死还魂草"的典故，并且告诉她这是味中药，能止血，不过现在你得赶紧把卷柏种在泥盆儿里它才能活下去，并且得尊重它的生活方式——少浇水。

她很高兴地谢过我，一收刚才的一脸怅然。

刺五加

的味道

五加皮　入药始载于《神农本草经》，为五加科灌木刺五加 *Eleutherococcus senticosus* 或同属植物无梗五加 *Eleutherococcus sessiliflorus* 等植物的根皮，具有祛风湿、补益肝肾、强筋壮骨、利水消肿的功效。

　　我觉得，盛夏季节，到海拔 1000 米以上的高山上去，是件很舒服的事儿，而最舒服的地方在于——晚上可以盖条薄棉被睡觉。说到这里你可能会笑，那有什么了不起的？在家把空调开到 20 多度，不是照样可以盖条薄棉被吗，何必要跑到那么高的地方去？

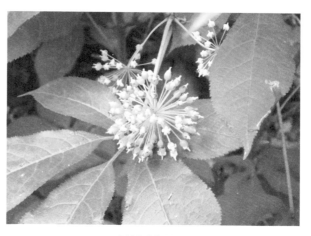

生长茂盛的刺五加

　　这您就外行了不是？那空调吹出来的风虽然也凉快，但那风特别的"硬"，虽然身上能盖条薄棉被，但你别伸出条胳膊腿儿来，只要你敢，第二天准保酸疼。高山上就不一样了，那里地势高，不用冷风吹，就连静止的空气都是凉爽的。而且夏天是各种药用植物生长旺盛的时候，它们在夜间会散溢出低浓度的、有安神作用的芳香气味儿来，再加上静谧的四

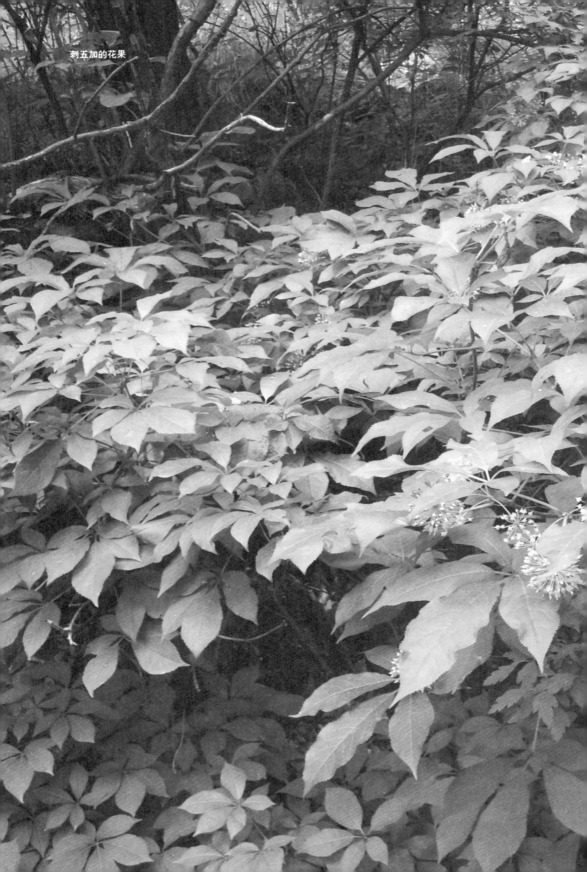
刺五加的花果

野，除了虫鸣和偶尔传来的一两声狗叫，什么来自人类社会的嘈杂音响，一点儿也听不到。在这样一个环境下，盖条柔软的薄棉被睡觉，感觉真是棒极了。

在我经常去的那个山谷四周，生长了很多刺五加，晚间那好闻的芳香味儿，就是从这种植物的身上释放出来的。刺五加与人参同科，它们的长相十分相近，都有手掌一样分成五小片的复叶，而且花果也相似，许多朵花或许多颗果儿放射式地长在同一根轴上。所不同的是，人参是多年生的草本植物，它永远不能长成高大的树木，而刺五加却是地地道道的树，能长到几米高，树皮上布满了浓密的硬刺，它的枝叶能散发出一种特异的香味儿，如果用手将其搓碎，则香气更重。

刺五加的根皮就是著名中药——五加皮，是中医用于治疗风湿痹痛和各种骨关节病的要药。此外，现代研究还发现，刺五加植物体内含有大量的刺五加苷，有抗疲劳、抗辐射、抗应激、耐缺氧、提高机体适应力的作用，是非常有"前途"的天然保健药物。每次下山，我总能很容易地在附近的旅游点里买到用刺五加春季嫩芽揉制加工的茶叶，回家泡水喝，果然"五加味儿"十足。

很久以来，我一直以为刺五加是典型的北方植物，直到有一次，我带着一队小学生来到云南西双版纳的勐腊县考察植物，才让我对它的分布有了新的认识。记得那是到达勐腊的第二天晚上，我们受邀来到一个寨子品尝傣味。从公路上下来，穿过一片菜地前行，我忽然发现，在菜地的周围，整齐地种着一些低矮的、仿佛是当作绿篱种植的灌木，茎秆上有很多的刺，所剩无几的叶子居然是五裂复叶儿。因为天色晚了，没有细瞅便被拉上饭桌。开饭了，独具特色的傣家风味菜肴一道道端了上来，有清水煮的榕树叶，有过油炸的竹虫、水蜈蚣，有炭火烤制的鱼和肉，还有著名的、我不敢尝试的一道用牛肠子内容物做成的菜——撒撇……而最让我印象深刻的是最后一道，让人油腻全消的凉菜——野菜蘸酱，那菜端上来绿油油、水灵灵的，五片小小的复叶顶在长着嫩刺的短茎上，我夹了一筷子，连酱也不蘸，放在嘴里一嚼，啊，好一股浓重的"五加味儿"！我问过身旁的当地干部这是什么，回答竟然是："这是我们当地出产的一种野菜——刺五加的嫩芽！"

至今回想起来，那口浓重的"五加味儿"仿佛还停留在舌尖。

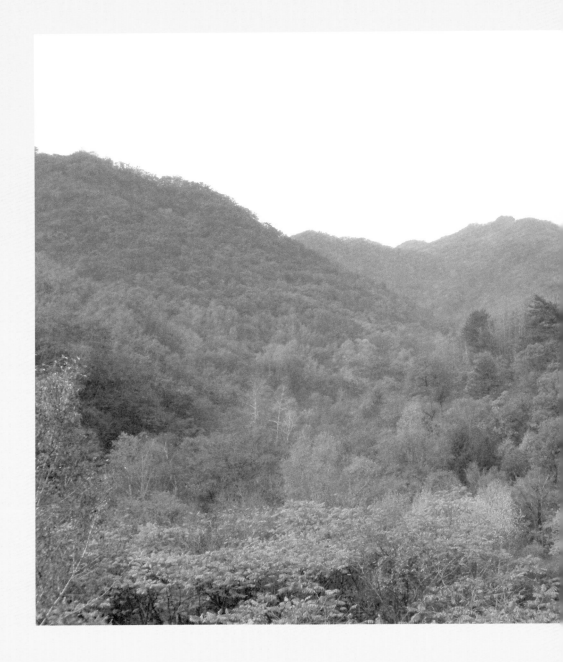

第二章 在房前屋后采药

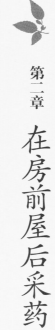

篱笆上还有种玩具叫『老头儿』，一头圆来一头尖，草黄色，像个羊角，它其实是萝藦的干燥果儿……

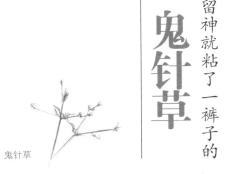

不留神就粘了一裤子的

鬼针草

鬼针草

鬼针草　入药始载于《本草拾遗》，为菊科草本植物刺针草 *Bidens bipinnata* 的全草，具有清热解毒、祛风活血的功效。

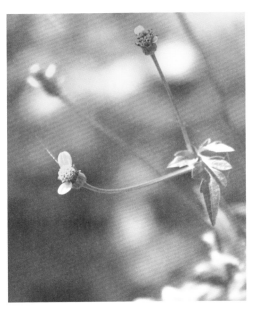

鬼针草的花

北京的南长河，其实是条"御河"，为什么呢？原来，自元代起，皇上就喜欢在这条河上泛起龙舟，从大都城逆流而上，到城西的郊外去放松心情，这种游玩儿的方式经过明代，在清代达到鼎盛，不管是乾隆爷还是西太后，都爱走这条水路去逛清漪园（后来改叫颐和园了）。前几年，整条河岸都修上了汉白玉栏杆，还有游船的码头，而原先河岸两边的那些野趣儿啊，也就没有了。我就是在这条河边儿上长大的。小的时候，河岸边儿还保持着原始的样子，长满了茂

鬼针草的种子

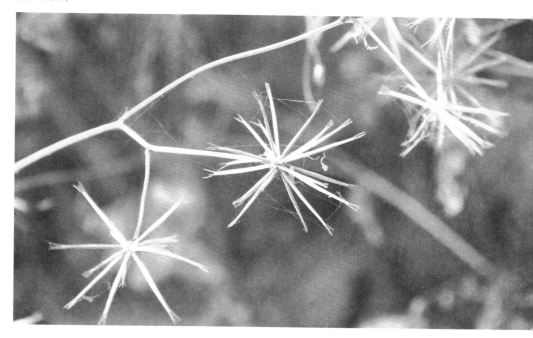

盛的灌木与荒草，那里是刀郎、蚂蚱和油葫芦这些好玩儿草虫儿的栖息地。当然，也是鬼针草们扎窝的地界儿。我记得，每每拿着粘唧鸟儿（蝉）的胶杆儿、扑麻楞（蜻蜓）的捕虫网或逮油葫芦的笼子打岸坡儿草丛里钻出来的第一件事，不是别的，就是把扎在裤裆、裤脚子、鞋面甚至鞋带上的鬼针草种子一个一个地摘去。

鬼针草，是种一年生的草本植物，它的种子犹如它的名字一样，又细又直，活像根儿没有鼻儿的绣花针，然而就在这根"针"的顶端，竟直立起三四根带着倒刺儿的短毛。你可别小看这几根短毛儿，它们可以在你不知不觉的时候，就牢牢地抓住一切它能勾得住的毛皮和织物，并且很不容易去除。这东西，光用手胡噜是胡噜不掉的，必须捏住了，一根儿一根儿地往下摘，如果扎得多了，就跟刺猬似的，那可是要摘上好一阵子的呢。可不许恼，你要理解人家鬼针草妈妈的良苦用心，她只是想让你把它的孩子们带到远方去扎根而已。因此，我总选在土地上摘那让人无可奈何的种子，默念着，下来吧，下来就有土啦，下来就能开枝散叶喽。

在北方，鬼针草是田间、路边、山脚、河岸处极其常见的野草，如果肥力足、

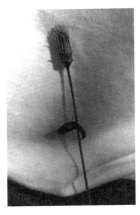

鬼针草的种子扎到了衣服上

雨水好的话，能长到三尺多高。从小小的、黄色的头状花序你就可以看出，它属菊科，是野菊花的本家亲戚，它广布于欧亚大陆及北美洲的广大地区。在我国，它还是民间的传统草药。说它是草药，是因为在中药房里，是很少有卖鬼针草的，倒是村民百姓有个小病小伤的，总爱采上两把应应急。最容易辨识它的时候是在夏末秋初季节，在植株的顶端，长出一簇类似古代兵器样的矛簇，那就是它未成熟的果穗，而采药，恰恰要趁这个季节，既能保证其有效成分含量的最大化，又便于采集。采集时，从根部割断、洗净、阴干、趁鲜切成寸段并晒干，即为成品。

说它是草药，其实，唐代药典《本草拾遗》已经将其正式收录为药材，可它偏偏就像个怀才不遇的倒霉蛋儿，尽管人们早就知道它的神奇药效，但正儿八经的大夫却很少用它，正式一些的医经药典中也难觅它的踪影，好在博闻多识的李时珍算是个慧眼识珠的，在他的巨著《本草纲目》里，为其写了四五行文字，这对它来说，已经是莫大的慰藉了。这四五行文字说了些什么呢？大概的意思是，鬼针草味苦而无毒，且药性平和，把它捣烂，挤出的汁液内服，渣滓外敷，可以治疗蜘蛛、蛇蝎等的咬伤，这里，除了治蛇伤的作用比较逊色外，治疗其他毒虫咬伤的作用还是得到了现代临床认可的。因此，常去山间的驴友一定注意哟！遇到毒虫危害时，可应急！

此外，关于鬼针草的论述还散在于各地的民间中药典籍中，这其中以福建地区的记载为多，如《福建中医药》《福建民间草药》《泉州本草》《闽东本草》中都有记述，搜录了民间用它治疗跌打损伤、急性肾炎、气性坏疽、疟疾等病的验方儿。倒是植物学的权威著作——《中国植物志》把它的功效说了个透："为我国民间常用草药，有清热解毒、散瘀活血的功效，主治上呼吸道感染、咽喉肿痛、急性阑尾炎、急性黄疸型肝炎、胃肠炎、风湿关节疼痛、疟疾，外用治疮疖、毒蛇咬伤、跌打肿痛。"这说明，我国的植物分类工作，历来重视博物与格物的观念，在重视植物科学分类的同时，对它所承载的中医药文化也作了详实的记录。

茵陈

苦酒好过瘾

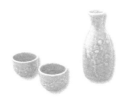

茵陈　入药始载于《神农本草经》，为菊科植物茵陈蒿 *Artemisia capillaris* 的越冬苗，具有清利湿热、利胆退黄的功效。

　　读老舍先生的《四世同堂》，一开篇儿，就接二连三地描述了老北京人特别喜爱炮制的一种佳酿——茵陈酒。还记得吗？诗人钱默吟，"他家的院子不大，而满种着花。他的屋里，除了鲜花，便是旧书与破字画。他每天的工作便是浇花，看书，画画和吟诗。到特别高兴的时候，才喝两盅自己泡的茵陈酒"。再看他喝酒时，"钱先生向桌底下摸了会儿，摸出个酒瓶来，浅绿，清亮，像翡翠似的——他自己泡的茵陈。不顾得找酒杯，他顺手倒了半茶碗。一仰脖，他把半碗酒一口吃下，咂了几下嘴"。

　　在北京还被称作北平的那个年代里，每年春节刚过，在那些寂寞寒冷的深巷中，就会听到那飘飘摇摇的叫卖声——"买茵陈，泡酒喝……"叫卖的多是那些生计无着的人，有老人，也有病弱的失业者，他们没钱去做别的、像样的生意，也没力气去车站、货栈上扛长活，只能到那离家不远，城墙外面的荒野坡地上，挖些个茵陈来卖钱，而干这种买卖的，还有个名号，谓之"平地抠饼"。尽管是微乎其微的小生意，但他们也是极其认真地予以对待的，这就是老北京商业的可爱之处——你可以看不起我的生意，但我绝对不能自己看不起自己的生意。他们挎着的小篮儿往往是看似极其洁净的，而里面盛着的，是被收拾得干净利落、捆成小把儿的鲜茵陈，上面还要盖上块新的、拿清水浸过的白羊肚儿手巾，什么时候掀开来，什么时

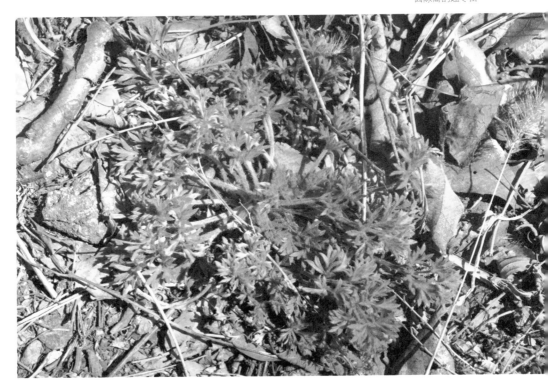

候都能闻到一股扑鼻的药香气。

　　说到这儿，即使从来没听过，也没见过茵陈的朋友似乎也应隐约猜出这茵陈大概是一种草，一种冬天还活着，并且是嫩绿的、顽强的草。没错儿，茵陈其实就是菊科植物茵陈蒿的越冬苗。所谓的越冬苗，就是它在秋天的时候，地面以上的大部分植株都枯萎了，只在植株基部，靠近地面的部分生长出一些与其他季节相异，带有厚厚的白色柔毛、能够抵御寒冷的绵软枝叶。

　　茵陈蒿，本来就是一种能散发出奇异香气的野草，这种香气来源于其自身所蕴含的挥发油，而越冬苗呢？那是茵陈蒿穷其一生的精华，其芳香的挥发油含量也是最为丰富的。因此，中药茵陈的采集是很讲究时限性的，民谚有云："正月茵陈二月蒿，三月拿来当柴烧"。根据海拔和纬度的不同，这首民谚还有不同的版本——

"二月茵陈三月蒿，四月拿来当柴烧"，但不论在哪里，都必须在越冬苗萌发出新植株前采收才行，新植株一旦长出，也就标志着它药用价值的丧失。

过去，北京城里的乐家老铺药店（忘了是哪家了，乐家以在京城开药铺闻名，店名都叫"某仁堂"），大概是乐仁堂吧，以前每到正月，过了新年，就派伙计到那天坛二道坛门以里的荒草空地上挖取上好的茵陈，供其制作特色药——秘制茵陈酒用。天坛的茵陈不同于他处，过去天坛人迹罕至，极少有污水、垃圾的侵染，可谓极其洁净之地，那里自明代以来，绝无开垦种植之举，每年任由草木自枯自荣，因此土壤极其肥沃，那里出产的茵陈，3 寸多高，毛茸茸的羽状枝叶趴在地上，呈现出亮亮的白绿色，散发着奇异的香气。只要拿扁铲平贴着土皮子轻轻地铲下来，抖净土，再晾干，就是极其上好的成品药材啦。他们采回来，将一部分制成酒母，能酿出色泽淡绿清亮、质纯气香、绵长浑厚的秘制茵陈酒，有清热祛湿、舒筋活络的作用，可治疗风湿关节酸痛、脚软无力、下肢浮肿等症，此外还可开胃醒脾。只是当时生产方法原始，产量低，每逢开窖往往供不应求。更多的老北京人还是愿意自己买茵陈泡酒喝，不仅是便宜，还因为自己泡的茵陈是当年的，新鲜的，可以拿烈酒来泡，比秘制的香味重，味道苦，而颜色呢？更加碧绿！这些，都会让人觉得药效强烈得多。而且，老北京人有一种强烈的"应节情结"，也就是到什么时节干什么事，就像端午节必摆石榴花，必喝雄黄酒一样。想想看，在满眼枯黄的严寒季节，弄上点儿绵绵的绿绒蒿草，泡到酒里，是不是为家中平添几分久违的春色呢？

现在，我住在这水泥丛林中，隆冬的标志无非就是满街各种颜色的羽绒服，不过，无论再怎么忙，再怎么冷，我也要坐上十几站车，到有荒草、有杂树的郊区采上几株茵陈蒿，洗干净、控干水，再晾一晾，泡到那半瓶子二锅头里去，看着那酒渐渐地变香，变绿，心里便渐渐地生出几许难得的清净来。

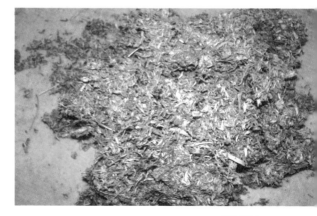

茵陈药材

大赤包和
老头儿

我的植物玩具

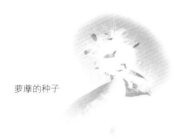

萝藦的种子

赤包　入药始载于《本草衍义》，为葫芦科植物赤瓟 *Thladiantha dubia* 的果实，具有清热生津、化瘀通乳的功效。

萝藦　入药始载于《唐本草》，为萝藦科植物萝藦 *Metaplexis japonica* 的果实，其根可补气益精，果壳能补虚助阳、止咳化痰，种毛可止血，全草具行气活血、消肿解毒之功。

刘五爷以前给我们家看过坟地，我见到他的时候，他已经是风烛残年的老人了，我喊他"爷爷"，他很喜欢我。每年跟大人出城上坟的时候，我总在大人走后，自己再多在他那儿呆上几天，让我迷恋的是那些百听不厌的乡村往事，以及他家篱笆墙上的各种"植物玩具"。

在北京的平原地区，农户家所谓的篱笆圈儿一般就是拿秫秸棍儿即高粱的秆子捆成一排，这种篱笆的好处是就地取材。因为高粱是个宝呀，它耐贫瘠、耐旱涝，籽可当粮，叶、秆和穗可做成盖帘儿、扫帚等各种器具，凡不好的土地都爱种上几趟高粱。但秫秸秆有个缺点，就是茎秆的中央有柔软的"茎髓"，这东西吸水，历经不了几场雨水，便会糟朽，成为木耳和蘑菇的乐园，过不了多久，这些微生物便把好端端的篱笆分解成一堆烂柴。现在一般都用竹子，尽管得买，但却可以用上好几年，比秫秸可结实多了。竹篱笆上还能爬豆角儿、葫芦的秧。刘五爷家与众不同，他家篱笆上爬的是大赤包儿。

大赤包儿是葫芦科植物赤瓟的果实，样子有些像瓜，成熟的时候长得胖胖的，鲜红鲜红的，十分好看，以前有小贩专门将此物挑到北京城里当玩具卖，我玩儿的可是自己摘的。玩儿的方法就是轻轻地将其捏来捏去，越捏越软，把里面夹杂种子的果肉都捏成稀糊状，这种外表光滑而内里稀软的感觉很好玩儿，可玩儿着玩儿着就要留神了，那层薄薄的果皮最终承受不了过度的压力，最终，一泡稀糊夹杂着黑色种子的东西溅了出来，游戏宣告结束。后来看《四世同堂》，里边那个坏女人就叫大赤包，肥胖光鲜的外表下，其实是一肚子坏水和黑心，让人由衷地钦佩老舍先生的形象比喻，堪称精到啊。现在的北京人要想见到大赤包却不是件容易的事情，我不见这东西也有二十多年了，近日我的一位画家先生在课堂上向我们这些师兄弟们宣布，谁要是找到一个大赤包或一块活的块根，他情愿花三百块钱收购！然而，很长时间过去了，他也没能如愿。赤瓟以果实入药，宋代中药学著作《本草衍

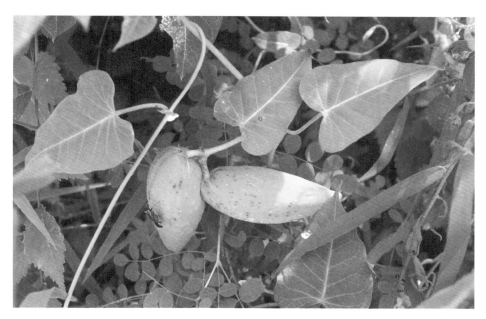

萝藦的嫩果

63

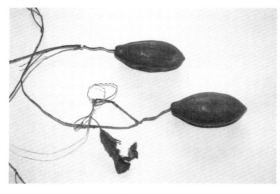

鲜艳的赤瓟果

义》中已收录了"赤瓟子"（即赤瓟），后一直被当作中药王瓜的代用品，摘下赤瓟那红熟的果子用水煎服，可以治疗急性腰扭伤。

篱笆上还有种玩具叫"老头儿"，一头圆来一头尖，草黄色，像个羊角，它其实是萝藦的干燥果儿，萝藦也是爬篱笆的藤本植物，可它不是人种的，是其种子乘风飘到篱笆下安家的外来户儿，因为长相不讨厌，因此没人去拔它，还任凭其开花儿结果儿。萝藦的果儿在秋天成熟，待秋后其果荚干燥后就可以当玩具玩儿了。玩儿的时候，要迎着风，用拇指和食指把它那么轻轻一捏，只听"啪"的一声，无数闪烁丝绢光芒的白毛儿腾空而起，每簇白毛的底部都坠着一颗小小的种子。这有些像蒲公英的种子，但萝藦的种子和丝毛比蒲公英可大多了，也壮观多了，纷纷扬扬地飘荡在风里，和欢笑一起传播到老远老远的地方。我曾问五爷："为什么叫'老头儿'呢？"五爷笑笑问道："你没看见漫天的白毛儿不正像老头儿的胡子么？"你知道吗？这不起眼儿的"老头儿"也是正经八百的中药呢！《唐本草》，这是我国历史上第一部国家药典，萝藦被正式收录于此，其中说，萝藦有"治虚劳，补益精气"的作用。它的根，可用于治疗体质虚弱、阳痿、白带、乳汁不下；干燥的果壳，可治疗体弱肺虚引起的痰喘咳嗽等。尤其是包在它果壳里的种毛，也就是那些闪烁着丝绢光泽的"老头儿胡子"，可用它来贴敷创伤出血，可有一点，一定是要没有受到过污染的白毛儿，如果沾染了脏手上的细菌，那可就只有感染的份儿了。

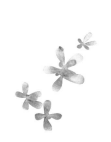

长寿馅的饺子吃过吗

马齿苋　入药始载于《新修本草》，为马齿苋科草本植物马齿苋 *Portulaca oleracea* 的全草，具有清热解毒、凉血止血的功效。

　　长寿饺子，你吃过吗？很多人是听都没听说过的，其实，长寿饺子就是拿长寿菜包的饺子。所谓的长寿菜就是京津冀一带人们对马齿苋的俗称。个人认为，它可是北方最好吃的一种野菜了。听父辈们说，三年自然灾害那会儿，饿得前心贴后心，拎个布兜子上城外野地里找野菜吃，要是能遇见一片肥嫩的马齿苋，那这下一顿，全家就好比有了肉一般的高兴。比起那苦涩、干硬的老灰菜，马齿苋堪称是山珍海味，无论是口感还是味道，都是一等一的好，首先，它不苦不涩，略带酸味儿；其次，柔嫩多汁，滑溜好咽，嚼在嘴里黏糊糊的，有点儿像南方的木耳菜。虽然我没赶上饥荒年代，但是对马齿苋可一点儿也不陌生。为什么呢？我天生喜爱虫鸟儿，少时常与祖父游弋于田林间，用那带胶的竹竿儿捕捉各色会叫的鸣禽回来饲养、听叫儿（当然，现在我们知道，这样的游戏不"环保"），而黄雀、燕雀、朱顶雀这些个叫"雀"的家伙们，几乎都有个共同的毛病，爱"啃青儿"，用我们的饮食习惯说就是爱"吃菜"，鸟儿吃的菜与给人吃的菜差不多，鸟喙短小、肠胃细弱，它们也爱吃柔嫩多汁的植物，而马齿苋，是给鸟"啃青儿"的首选。捕了鸟后，就满世界转悠去掐那鸟喜欢吃的马齿苋，名为找鸟食，实为解馋瘾，采回来后，清水洗净，拿开水一焯，凉水一拔，切成段儿，拌着三合油儿（香油、酱油和醋）就凉拌面吃，那味道，的确清新。而鸟食呢？不过是在洗菜的时候剔出一小把儿模样不漂亮的挨个儿塞到笼子眼儿里去罢了。

　　第一次拿它当药采，是在七岁的时候，那年夏天，我起了一身的痱子，因为一点儿小事儿与大姑闹了点别扭，大哭了一场，哭完之后，坏了，痱子炸了！猴儿上房般的痒痛难忍。幸而街坊大爷过来串门儿，告诉个偏方儿，拿马齿苋煮水外洗！于是乎，就跑野地里大薅马齿苋，煮出一锅紫色的汤（马齿苋的茎中含甜菜花青素，这是种紫红色的植物染料），于是乎，就脱光衣服，拿这盆紫红色药水儿一通儿洗，临了还拿煮熟的马齿苋在身上搓，搓得浑身上下都黏黏糊糊的才算罢休。还别说，打那以后，痱毒愣是萎蔫下来，不几天便好利落了。后来进校学医才知道，马齿苋正经是一味清热解毒药，其有效成分对痢疾杆菌、伤寒杆菌、金黄色葡萄球菌等多种致病菌有效，人家最擅长的是治疗急性肠炎和细菌性痢疾这两样儿细菌性肠道感染，用鲜草绞汁服，每次20毫升，每日2次，就能起到解毒抑菌、退热止泻的作用。这样的方法还能用于妇女阴道或尿道炎症导致的白带黄赤、气味异常、阴痒、尿短、小便疼痛及尿血等。它又擅长治疗各种外科疾病，如带状疱疹，又叫"串

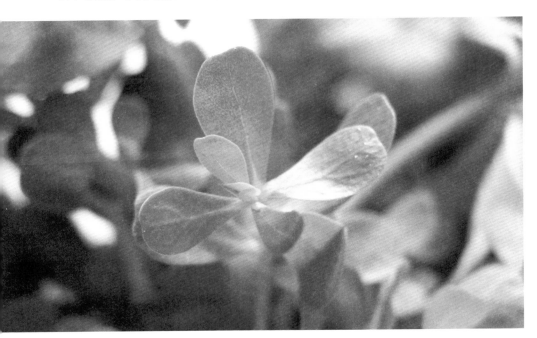

马齿苋

腰龙"，是种好发于胸胁、腰间的簇集型水疱，发病时痛如火燎，行动转侧都受影响，病人常痛苦不堪，可用鲜马齿苋适量，洗净切碎，捣烂成糊状，涂敷于疮面，每日换药 2 次治疗，这个方法也可用于疖肿、蜂窝组织炎、乳腺炎、肛周脓肿等病。

此外，马齿苋的营养十分丰富，内含蛋白质、胡萝卜素及钙、磷、铁等多种微量元素，无论做汤、凉拌或是肉炒，均香滑柔嫩、鲜美可口。夏秋季节，人们常用蒜泥、食盐、醋等与马齿苋凉拌，不仅爽口开胃，而且能有效地预防胃肠道疾病。以前在山区采药的时候，借宿老乡家是常有的事，那时山区人家的生活还很苦，即使多给钱，往往也拿不出像样的吃食来招待你。在这里，大米白面是不常吃的（山区的土地种不了，他们也不爱吃），最常吃的是拿老玉米粒儿制成的粮食——大破粒儿（粗碾过的玉米粒儿）、小破粒儿（细碾过的玉米粒儿）、棒子渣儿（还保存着颗粒状态的玉米面儿）和棒子面儿。这些玉米粮食有个共同的特点，不论是熬粥还是做窝头，都适宜就味道厚的菜吃，否则压不住口，用那粗大的海盐粒子腌渍的马齿苋就是他们不错的佐餐菜肴，每每见他们从那笨重的腌菜缸里抓出一把黑乎乎的野菜，斩上两刀，放进大瓷盘子里，让你就粥吃，就窝头吃。而我呢，也毫不客气地夹起一箸子放到半凝固的粥面儿或瓷实的窝头底儿上，就着喷香的棒子味儿、马齿苋特有的清香味儿、老咸菜缸里的腌汤味儿以及咸菜根部的泥土味儿一并下肚，咀嚼其间，顿有"咬得菜根，则百事可做"之感。如果是深秋或初冬，临走时，还要向他们买一些晒干的马齿苋，那东西，拿回家去，用温水发开，剁成馅儿，掺和些碎粉条儿、黄酱、五香面儿包大馅儿饺子或团子吃，口感既肉头儿，又有韧劲儿，还有干菜那特有的香气，嘿，真是比一兜儿肉丸儿馅儿的饺子好吃多了。现代研究发现，马齿苋的枝叶中含有大量钾盐、钙盐类化合物，经常吃，能使人体血钾、血钙含量增加。钾、钙都是人体生命活动中必需的元素，缺钾可导致肌肉软弱无力、精力不集中；而缺钙则可使心肌收缩力减弱，收缩不完全，骨骼肌兴奋性增强，引起肌肉抽搐症、佝偻病和骨质软化等。因此，食用马齿苋能有效地补充人体所必需的钾、钙元素，使人增强体力并保持大脑轻松，所以叫它长寿菜一点也不夸张。

至今，每每在旷野里发现大片生长的、肥肥大大的马齿苋，还是像幼时一样，跟穷汉子到了金银滩、玛瑙田似的欣喜若狂。

苍耳子和苍耳虫

的际遇

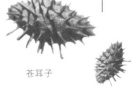

苍耳子

苍耳子　入药始载于《神农本草经》，为菊科植物苍耳 *Xanthium sibiricum* 的种子，具有散风寒、通鼻窍、祛风湿、止痒的功效。

苍耳子虫　入药始载于《本草纲目》，为鳞翅目螟蛾科的昆虫苍耳螟 *Ostrinia orientalis* 等几种同科物种，如玉米螟 *Ostrinia nubilalis*、款冬螟 *Ostrinia variolis* 寄生在苍耳茎秆部位的幼虫，具有清热解毒、破溃排脓的功效。

　　我上小学那会儿，远没有现在的小朋友那么有理想，只觉得将来，像别的叔叔大爷那样，随便找个工厂一干，下了班儿蛐蛐儿蝈蝈儿一揣，别耽误玩儿就行了。于是乎，一放学，便撒丫子直奔河边儿那充满水草、树林、虾米和蚂蚱的地方，极其暂时地忘掉那些怎么学也学不懂、念不通的数学和洋文。

　　在我小的时候，因为家里穷，玩具是决计买不起的，而我对于玩儿，要求还是蛮高的，就是一定要有玩具。尽管在一般人看来，"不能花钱"和"拥有玩具"是对矛盾，但，对我来说，解决这样的矛盾，是不难的。

　　每年夏末秋初，只要穿着廉价的尼龙裤子上河岸边儿溜达一趟，明天课间就有极刺激的玩具玩儿了。这玩具就是苍耳的果实。苍耳是种很强悍的植物，它有宽阔的、巴掌样的叶子，比一般植物的绿颜色淡，太阳光下显得白花花的，而

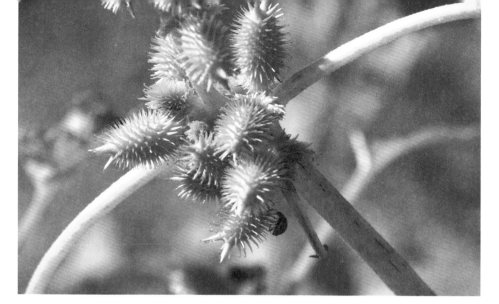

枝干又极其的强壮，因此总是高高地从各色的野草棵子中那么直挺挺地顶出来，然后肆无忌惮地让它的大叶子争抢宝贵的阳光。因此，它的果实才会结得那样的"疯"。

苍耳的果实叫"小刺猬"，在我们那个年代，有一本出名的科普书，叫《小刺猬和小伞兵》，说的就是苍耳和蒲公英妈妈传播种子的故事。苍耳的果实呈籸(gá)籸儿形，也有叫枣核儿形的，但比枣核儿胖，身上布满了带有倒钩儿的刺儿，这种刺儿不太伤手，但是一旦挂到衣服上想摘下来，倒是不容易呢，这种伎俩原是用来传播种子用的——粘在野兽或家畜的毛皮上，让他们把种子传播到远处。可是我却把它们用于课间的游戏，当作"弹药"，大把大把地相互砍着玩儿，直到挂满一身才嘻嘻哈哈地上课去。

一次，我们的书法兼英文代课老师高先生碰巧进屋上课，看到一位同学头发上粘着苍耳（身上挂的都摘去了），便过来一面替他摘去，一面慢慢地说，这是苍耳，你们只知道拿它砍着玩儿，可你们知道吗？它还是一味中药，能治鼻塞。高先生是位宿儒，民国年间曾留学牛津，国学和西学的功底都很好，只是一生不得志，退休后才到我们小学做代课老师的。他是我最早的"学术权威"，他的话，我总是言听计从的。

印象里回家还真去查了中药书，得知苍耳子果然有通鼻开窍的效果，能治疗各种慢性鼻炎、鼻窦炎。后来在读医科的时候，曾拜访过一位家住昌平北山的老中医，他也喜欢采药，他告诉我，以前他经常在苍耳的茎秆中捕捉一种专门吃苍耳茎髓部分的小蠹虫，这种蠹虫外形酷似小蚕，它终日以苍耳为食，久而久之自己也成了一味良药，谓之"苍耳虫"，把它焙干了研成末末儿，拿纯正的小磨香油调了，敷在疖子、溃疡、恶疮上，能解毒消肿，堪称神效。我曾问过捕捉之法，他也如实相告，你只要看到苍耳茎秆的节子处有小洞眼儿，就把它砍断，破开，里面的小虫就到手了。后来，我曾在无数的苍耳秆子上寻找那神秘的"妙药小虫"，但却一直没有找到。直到遇到了一位植物学家，他告诉我，时过境迁啦，现在你能看到的苍耳一般都是从外国来的意大利苍耳，本地的土种苍耳已经快被这种外来入侵的物种"欺负"得将近灭绝了，而以土种苍耳为食的昆虫也自然越来越少啦……

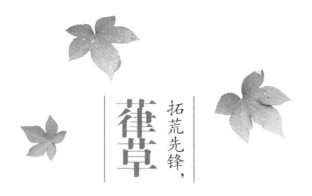

拓荒先锋，葎草

葎草　入药见于《河北省中药手册》《北方中草药手册》等地方药物文献。为桑科草本攀援植物葎草 *Humulus scandens* 的全草，具有清热解毒、利尿通淋的作用。

　　我从小喜欢饲喂鸣虫儿，有三大好处，第一安神，不论你今天多么劳累，多么慌乱，只要一回到家，听见床底下的罐儿里有几声蛐蛐儿、油葫芦或金钟儿的鸣声，你会有身处田园的宁静感，凡尘中的嘈杂就此屏蔽；第二是催眠，自然之音是最柔和最美好的催眠曲；第三是需要给它们喂食、喂水、收拾罐子，这会让你获得更多玩儿的机会，而又不像猫狗这类"大型"宠物那么累人。

　　在我上初中以前，城市周边还有不少野地，适逢夏末秋初，一放学，就去那些荒草丛生的野地里捕捉鸣虫儿。每次回家的时候，收获的不光是几只鸣虫儿，还有大野地所给予的快乐，以及总也免不了的在小腿肚子上留下的两三道红扑扑儿、长长的、浅浅的伤痕。这，全拜"可恶"的拉拉秧所赐。

　　拉拉秧的学名叫葎草，是夏季生长的一种蔓草。在农学中，常把它归入到"农业害草"的行列，因为它有三样儿"法宝"危害农作物，一是有长长的藤蔓，可以缠绕住农作物的茎，绞杀它们；二是生长速度快、繁殖能力强，善于跑马占地，覆盖住地面上生长的其他植物，抢它们的阳光和养料；三是藤蔓富含纤维并长有倒钩样的小刺，能剐住人们的裤腿，并拉伤皮肤，而且扯也扯不断，甚至还会影响机械作业，真是让人拿它无可奈何。而到荒草地里逮蛐蛐儿、扑蚂蚱玩儿，是绝不可能绕开拉拉秧的，因为这草的适应性实在太棒了！就连工地挖地基刚刚翻出来的、毫无营养成分可言的新土，它全能安家，因此有些植物爱好者叫它"前沿植物"或"拓荒植物"。

再大些，我就学乖了，不管多热，只要到野地里去逮蛐蛐，都会套上结实的"劳动布"裤子。毕竟这人长大了，就知道保护自己了，再也不能穿着小裤衩、光着两条小腿儿满野地乱跑了不是？这样，即使被拉拉秧挂住，也顶多在你裤子上留下条绿印子，而不会被嵌进皮肤里的小毒刺儿弄得痒疼痒疼的。即便如此，很长时间以来，我对这种植物依旧心怀厌恶。

后来，我却发现，那些深受"害草之苦"老农们，非但一点儿不讨厌它，而且对它是津津乐道。"我活这么大岁数，就没见过没用的草！""你说拉拉秧是吧，那也是药材，夏景天儿生，夏景天儿长，专治夏景天儿的病，治人、治羊、治马、治牛，都成！"说这话的，是一个北京顺义农村的老兽医。

原来，葎草的药用价值在于，它能清热解毒，最擅长治夏季的肺热咳嗽、中暑、腹泻。夏季因体内蕴热不解或排汗不畅，易生疮疡疖肿（如毛囊感染等），可用新鲜葎草茎叶捣烂，敷于患处，能起到消肿、解毒的作用，外出旅游不慎被毒虫蜇咬，也可应用此法。用新鲜的葎草煎汤沐浴还能杀菌止痒，可用于预防痱子的发生，痱子已生者也能促进其早点儿消退。游泳之后，脏水进入耳道，可用葎草煎水冲洗外耳道，然后用棉签揩干，能够防治耳道湿疹的发生。总之，在大自然里，每一种看似无用的东西，只要悉心研究，总是会找到其用处的。这一点，你不得不佩服造物主！

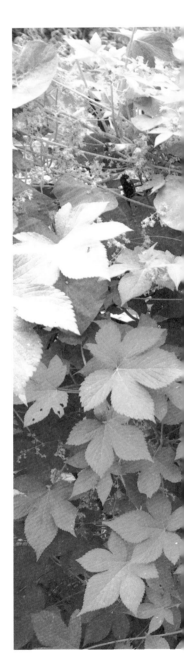

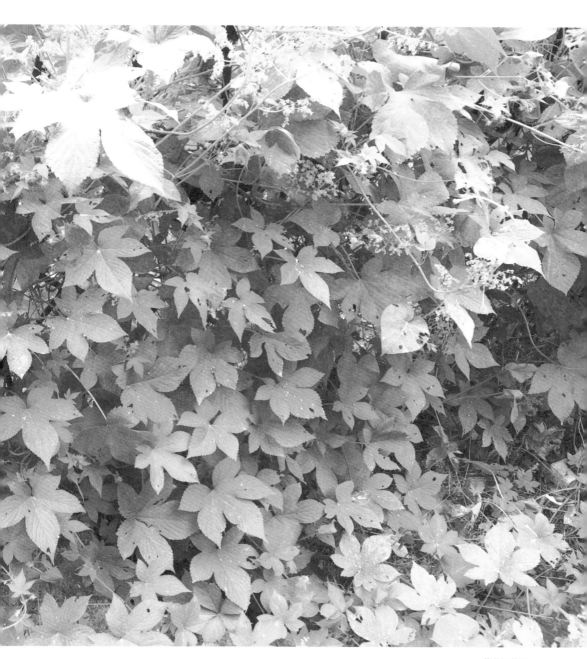

葎草开花了

采药去

地黄

是草也有『奶』

地黄　入药始载于《神农本草经》，为玄参科草本植物地黄 *Rehmannia glutinosa* 的块根。生地具有清热凉血、益阴生津之功，熟地可补血滋阴。

地黄，是种全身毛毛茸茸的草，从茎到叶子，到花，到果儿，遍身都是毛毛茸茸的，我把地黄的照片给同学看，没想到他看了第一感觉就是——痒痒。其实，地

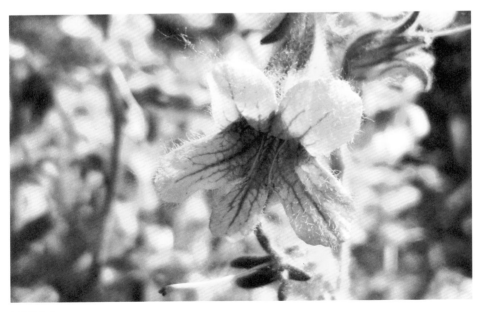

地黄的花朵

黄的毛毛是一点儿也不会令人痒痒的，因为它的毛毛既不容易脱落，也不扎人（是软的），而且无毒。它的块根是种补人身体的中药，而它的地面部分，也是牛马等大牲畜的滋补品。

白居易不是有首《采地黄者》的诗吗？说的是老农夫遇到灾荒年景，颗粒无收，就到野地里去采地黄，卖给那有钱的豪门子弟，换一点儿马吃剩下的饲料粮豆儿回家度日，诗中说："与君啖肥马，可使照地光"，是形容马吃了地黄以后，

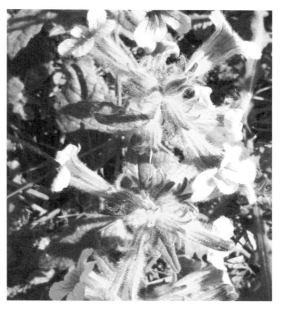

鲜艳的地黄花

体毛的色泽会特别的亮，以至于都能映照在地面上。这是多么大的补力哟。

我认识地黄是在学龄前，因为它是能为儿童带来快乐的植物。我的小朋友中，有很多很多都认识它，但我们从来不叫它的学名，其实学龄前的儿童也根本不会知道它的学名，我们都叫它"奶妈秧"，原因是，它的花里有"奶"。地黄的花有一寸多长，粉色的，像个喇叭筒儿，只要把这个"喇叭筒儿"从花托上拔出来，就会看到花朵的根部像一根洁白的、干净的小管子，对着这小管子拿舌头那么轻轻地舔一下，会舔到一口甜甜的"奶"。（对于不认识的植物可千万不要这么做！）其实，这是它的花蜜，在地黄的花筒里，花蜜是很丰富的。在那连白糖都是限量供应的年代，小朋友的甜食远没有现在那么多，甭多，就这一口"甜甜的感觉"，已经是很幸福很幸福的了。

甜，就是我最初对地黄的全部认识。

关于地黄的味道，还有一件事令我记忆犹新。有一年夏天，到京郊的一座高山上采集中药标本，休息的时候，拧开水壶盖儿，刚准备喝口水润润干渴的喉咙，忽

然看见身旁有只年幼的小野兔儿磨磨蹭蹭地过路，我连忙放下水壶去摸照相机，可谁想，照相机没摸着，倒碰翻了刚刚放下的水壶，结果这宝贵的水呀，就咕嘟咕嘟灌给了同样干渴的大地，怎么办呢？下山呗。漫长的下山路上，这白花花的太阳，辣乎乎地照在我身上……找块树荫凉儿休息一下吧，体温倒是降下来了，可口腔和喉咙那个干哟，想找口水喝，这深山里哪儿有卖水的呢？我忽然看到脚下的石灰质土中长着一片肥肥大大的地黄，我知道，地黄的地下部分，是像小白薯一样的块根，这块根是药材，生晒切成片儿的，叫生地；蒸熟了，就叫熟地；是滋阴养血的常用药。生地片儿，我在药房跟师傅认药材的时候尝过，甜的，嚼在嘴里能生津止渴。生津止渴！哎，对呀！晒干的都能生津止渴，那鲜的呢？我拿小药锄儿在这片植株下面小心地刨啊刨，长长的、黄色的根很快露了出来，不一会儿，连缀在根上的"小白薯"也刨出来啦，每个都有一寸来长，都发育得十分饱满，一副富含汁液的样子！我一下刨了五六个出来，撞干净泥土，欣喜地捧着，看着。看够了，从塑料口袋里倒出几个擦手用的酒精棉球儿（嘿嘿，谁说学医的臭毛病多我跟谁急！）把这几颗珍贵的"块儿根"擦干净，只一咬，嘿，甘甜（鲜地黄的滋味本来是甜中发苦，但当时尝到的只是甜了）的汁水流出来了，口舌被润湿了，不一会儿，生津润燥的药效也出来了，口颊与舌头下面的腺体也开始分泌津液了，切身体会到了书上说的——生地，性味甘寒，可用于热病及其后期因津亏血少造成的烦躁、口干、口渴……

　　嗯，书上说的，没错！

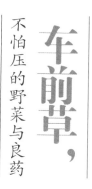

不怕压的野菜与良药

车前草

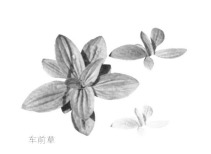

车前草

车前子 入药始载于《神农本草经》，为车前科植物车前 *Plantago asiatica* 或平车前 *Plantago depressa* 的成熟种子。具有清热利尿、通淋、渗湿止泻、明目、祛痰的功效。

说起这车前草，在北方地区的小孩儿眼里，大概是一落生，就认识的野草和野菜，为什么呢？就因为它生长的地方离人太近了！太平淡无奇了！首先说离人近，车前草是种很"阳光"的草，它从不长在阴湿的地方，反倒长在大道（我说的是土道啊）边甚至大道中央两道车辙辘印儿间的那点儿空当儿里，这倒是印证了一句话——往往最危险的地方就是最安全的地方，所以，"车前草"的名号是很名副其实的！说实在的，车前草还真就不怕车辙辘碾压，因为它的体态是平贴在地上长的，每天压上个几下儿的，问题不太大。当然，这车嘛，我指的是乡村的马车、牛车和独轮儿车，8吨的载重卡车压过去，搁谁也是活不了的。

然后，再说它平淡无奇，它的叶子跟平常的菜叶、草叶或者树叶没啥两样，长圆形，两头儿窄，当中间儿宽，深绿色；到夏季开花时，也只是开出一条辫子状的穗状花序来，仍旧是平淡无奇的绿色；它的蒴果在 7 至 10 月间成熟，种子比芝麻粒儿还小，而且很黏，一旦粘在车辙辘、鞋底儿上，能带出去老远，难怪这东西在欧亚大陆的大部分地区都能找到。

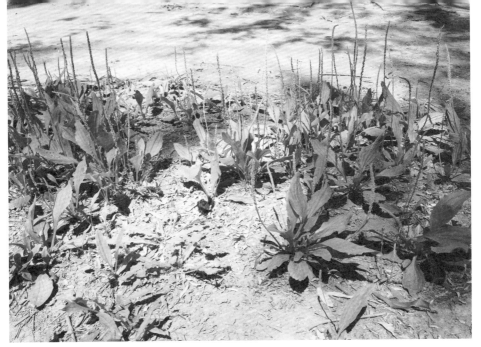

一小丛车前草

就它的"菜用价值"而论，车前草是仲春季节才出现的，论上桌早，比不上荠菜，但刚冒头儿的小嫩苗不苦不涩，鲜嫩异常，比荠菜有过之而无不及。我曾见过有农户把它煮在杂合面儿粥（玉米糊糊）里，搁点儿盐就吃，虽然看着跟"鸡食"似的，但吃起来，还是很压口儿的。我一般是拿开水焯了拌面条儿吃，搁点儿麻酱、水醋，也挺香，不亚于香椿芽儿，还能去火、利尿。

打小儿听过一故事：说历史上有次出征打仗啊，不少战马都得了病，主要症状是——尿血，而在这个队伍当中，唯独有匹老马不仅没尿血，而且很精神。当兵的就注意观察啦，他发现，原来那马常去找一种野草吃，敢情那野草就是药材呀！于是乎，就挖来很多这种野草喂给患病的马，没过多久，大多数战马也就好了，这草，就是车前草。医书有云：车前草清热解毒、利湿、凉血止血。有个民间验方儿，非常好使，而且无毒无副作用，即拿车前草鲜草捣烂，挤汁，口服一小杯（大概一两），可治鼻出血、尿血、小便涩痛、肛裂便血，又可外涂治热疖痛肿。而在中医大夫的药方子里，最常用的还是它的种子——车前子，有利尿、明目的作用。它还能美容呢。原来，车前子中含有多糖成分，多糖呈胶质，很黏，以前的人常买来用开水泡了梳头用，不仅充当了发胶，还可养发护发。你想拥有一头乌黑靓丽的秀发吗？把车前子（大约10克）装在一个小纱布口袋儿里，煮出一壶黏糊糊的"水"来，把这水放凉了洗头用，特棒！而且物美价廉，成本才几毛钱。

金银花，家有一藤，如有一宝

金银花　入药始载于《名医别录》，为忍冬科植物忍冬 *Lonicera japonica* 或同属植物华南忍冬 *Lonicera confusa* 菰腺忍冬 *Lonicera hypoglauca* 等同属植物的花蕾，具有清热解毒的功效。

　　以前住正阳门外的时候，总见杨梅竹斜街靠西口儿处有户人家在墙根儿底下放一个荆条儿筐，里面盛着一筐黑土，土里长出一棵古里古怪的藤条，攀缘着几根竹竿儿爬到了屋顶上。这藤条开出的花很是特别，初开的时候颜色雪白，可过不了几天就变成金黄的了，无论白的还是黄的，都很鲜亮干净，还散发着阵阵清香，后来我才知道，那植物叫金银花，是一种能入药的藤本花卉。于是乎，就厚着脸皮，拿着剪子，千言万语求种花的老人让剪一根枝条来回去扦插。可能是因为扦插得不得法，或者是剪来的枝条过于幼嫩，最终这根"金银"般的藤条仍旧没有成活，年幼的我还为此痛苦了好一阵子。

　　后来，那家人搬迁，老人的儿女将种着藤条的荆条筐乱哄哄地扔到了垃圾站，而碰巧的是，我刚好散学归来，看到仰慕已久的宝贝竟遭如此境遇，一面暗暗嗔怪其儿女的不肖，又庆幸遇见得及时正好。便顾不得弄脏衣服，竟把十几斤的一筐花草抱回了家里。

　　此后，不用说，祖传的莳花技艺——除去破筐，栽进树坑，铺上粪肥，翻出土垄，灌上清水，再剪去受伤的枝条，不到俩月，那花的元气便恢复了。来家的第一

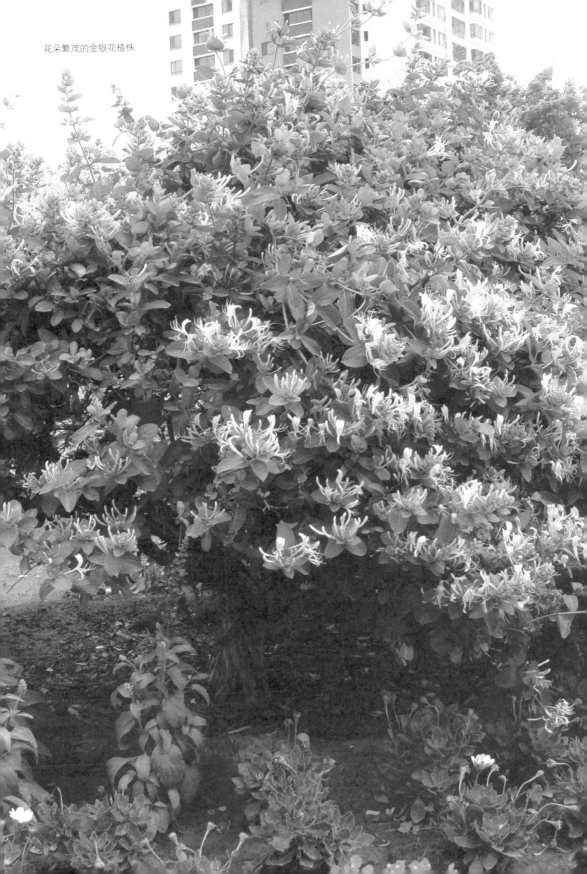

花朵繁茂的金银花植株

夜晚的金银花释放出幽幽的清香

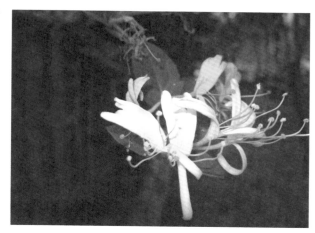

个夏天，便开满了金银色的花。那花真是香，尤其是早上起来，满院都是清香的气息。头茬花一开，我便开始了采药，几乎和所有入药的花一样，正确的采摘方式，一定要选在那没有露水的清晨，拣那要开未开、含苞待放的雪白花朵齐根儿摘下，速速放到干净的布兜子里面，拿到北墙根儿底下的阴凉儿里让它自自然然地阴干，注意，可千万不要拿太阳晒，汗手翻，你就这么等着，等着，等什么时候它被夏季里珍贵的凉风给吹干了，你就可以把它收进来，放到瓷罐子里，待上火的时候拿出来泡茶喝，不仅祛病，而且香浓美味。

金银花最大的作用就是清热解毒，它以药效强劲著称，现在临床证明，它对金黄色葡萄球菌、肺炎双球菌、溶血性链球菌、伤寒杆菌等多种致病菌有抑制作用，可广泛用于痢疾、上呼吸道感染、腮腺炎、麻疹、水痘、丹毒、急性乳腺炎、阑尾炎、急性盆腔炎等，堪称"中药里的广谱抗生素"。如用金银花治疗热毒引起的无名红肿、疖子、疔疮等，取干花10～15克泡茶喝，或者将鲜花和鲜嫩的茎叶捣烂，外敷患处就能起到治疗作用，因此，对于懂医药、好养花的家庭来说，家有一根金银藤，就如同有一宝。但也有的人告诉我，金银花茶又香又好喝，但喝了之后嘴干，越喝越渴，而越渴呢，还越想喝，有一回喝多了，还头疼。他问我："这玩意儿，是不是上瘾啊？"说话的，是位四十多岁的邻居大哥，他买的是一楼二手房，房子接手的时候，原房主在窗外的小院儿里给他留了一架金银花，他搬进来的时候正好花朵开得旺盛，又听人家交代，拿这花沏茶特别好喝，就"继承"了下来，并按照人家交代的方法晒茶、泡茶，可没过多久，他就感觉口干口渴，越喝越想喝了。

他跟我说这话的时候我正在刷牙，听完他的话，我笑得差点儿喷他一脸牙膏沫子，我跟他说，我的大哥，您都快给我气死了，您不知道这金银花是药啊，但凡是药，它都有自己的偏性，樊正伦大夫不是昨天在电视里说了吗？中医是拿药的偏性来纠正人的偏性，金银花的偏性就是苦寒，苦寒药能纠正人体里的内火与内热，我看您面色是既没火也没热，苦寒药下肚它没有用武之地，可不就得产生负面作用了吗？您这哪儿是上瘾呀，您这是被苦寒药给伤了阴了，中医所谓的人体阴分物质，就是津液和血液等有形之物，好在喝的还不多，仅仅伤了津液，产生点儿口干的副作用，您趁着还没拉稀、头疼、中毒，赶紧把这金银花给停了吧，但凡是药，它就有着三分的毒性啊！这理儿在西医中医那儿全管用，您可得记住喽！

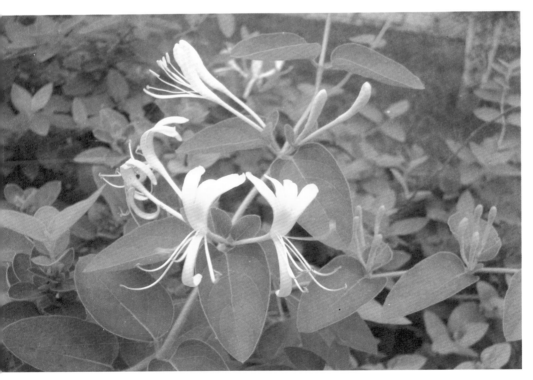

素雅的金银花

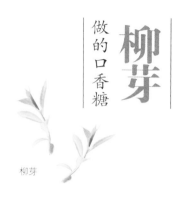

柳芽
做的口香糖

柳芽

柳　入药始载于《神农本草经》，为杨柳科乔木垂柳 *Salix babylonica* 或同属植物的叶、种子和嫩枝，具有凉血止血、解毒消痈（种子）、祛风止痛、利尿消肿（嫩枝）的功效。

春天来了，柳条儿青了，天晴的时候，人们开始到湖边儿、河沿儿上观赏柔嫩的翠柳了。而我现在住的这个小区里，不知为什么偏要在它发芽儿的季节里给所有的柳树来个"大摘帽儿"，刚刚变绿的树冠都被放倒在地上，怪可惜了儿的。老街坊们在叹息之余，纷纷取来口袋，站在被放倒的树冠前撸下颗颗鲜绿柔软的嫩芽儿，小半天的功夫，是可以撸上两三斤的。拿回家用开水一焯，放凉，拌上盐、醋和香油，不仅清爽开胃，而且去火。

我记得在很多年前，随老大夫去乡里看望他的那些老友——更老的老大夫，是经常能在道边儿、河坡上看到撸柳芽儿的村民。柳树，一般高大婆娑，想撸到大把的柳芽得上得去树，因此我所看到的，都是十五六岁的半大小子，猴戏般地骑在树杈上，手里攥着条白布口袋，从柳条上大把大把地把上面的嫩芽儿撸到口袋里，其娴熟程度，不亚于现在的小孩儿玩游戏机。

到了更老的老大夫家里闲谈，自然也就离不开乡民杂病药材牛羊之类的话题，原来那更老的老大夫不仅医人，而且也能救得牛羊的性命。到了吃晌午饭的时候，我看到他的老伴儿——我管叫奶奶，端上来一碟儿一青二白的菜来，叫我们就酒。我一看，那是一大盘子拆散了的白豆腐，周围是一圈儿新鲜清亮的嫩芽儿，"没什么好招待的，让你们爷俩儿尝点儿野意儿——柳芽儿拌豆腐。"更老的老大夫咂了一口酒言道。好么,跑了这么老远,敢情就是叫我们吃树叶儿来着,我不禁暗笑这老头儿抠门儿,于是乎拿筷子头儿蜻蜓点水似的夹了一点放到嘴里,一嚼,嘿,还别说,这"树叶儿"吃起来软嫩清香,鲜咸的口味还微微有些苦,而微苦过后,竟也回甜起来,再加上这豆腐,盐卤点的,有一股子大柴锅的气息,这两种乡野之物凑在一起,顿时感到了一种天然味道的清爽,不禁胃口大开,连连吃了四大张贴饼子,可没少就那鲜咸微苦的柳芽拌豆腐呀。

看到我对这柳芽儿倍感兴趣,那老爷爷便闲扯起了柳芽儿的妙处,他说,这鲜

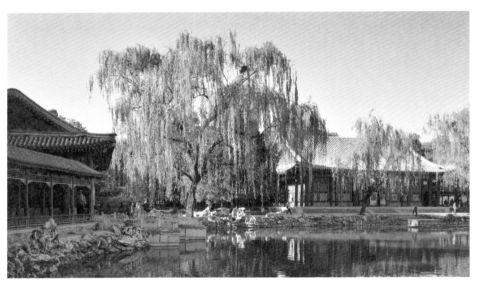

颐和园的一株古柳

嫩的柳树芽儿,晒干了,能泡茶喝,专治那些个常吃油腻辛辣之人容易得的"白浊"(即撒白色如同米泔水的白尿,且尿道有烧灼感)。你等它叶子长大点了,可以煎汤煮洗澡水,牛皮癣、皮肤瘙痒、疥癣都管用;除了嫩叶儿,那早春的嫩枝儿也不是废物,那些个口臭、口苦、胃口不好的人,每天早上,撷上一根儿一尺长的嫩枝,洗干净,放到嘴里嚼烂,把汁咽下去,吐出渣儿来,一般过不了十天半拉月,就能好。

各位看官,您可听仔细喽,柳芽虽然好,但有一样儿可得注意,公路两边儿受尾气污染的柳芽儿以及喷过农药的柳芽儿、柳枝儿、柳叶儿是千万千万不能入口的啊。

野地里红溜溜的
枸杞

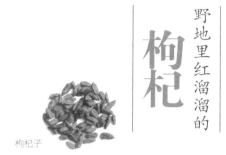

枸杞子

枸杞子　入药始载于《神农本草经》，为茄科灌木枸杞 *Lycium chinense* 的果实，具有益精明目、滋补肝肾的功效。

　　如果有一个下午，或一个黄昏没什么事的话，我就到那山边儿、河边儿或郊外的村边儿草地上去，因为，到那里，不仅能飞出蚂蚱，有时你还会发现浆果儿。浆果儿，就是像西红柿那样，果皮像薄膜，果肉像泡水儿，里面裹着大量种子的果实，

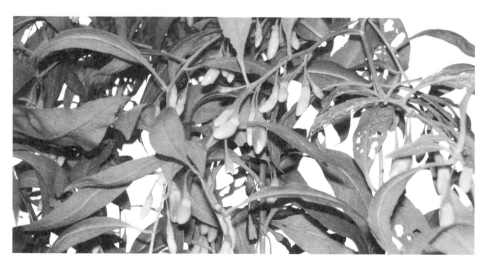

到了夏天，枸杞的果子就开始陆续红熟了

这类果子一般长得都很鲜艳，还软乎乎儿的，很好玩儿。我从小就对这类小浆果感兴趣，不光看着好玩儿，因为在北方的大平原上，很多浆果都是很好吃的东西。

枸杞就是这样一种东西，一般是晴朗的秋景天儿，你在那枯黄的草滩上可能会看到一丛丛小灌木，这些小灌木不仅浓绿尚存，而且还有串串红溜溜的果实挂满枝头，这，就是枸杞。小的时候，我是特别的爱吃甜食，枸杞的果实——枸杞子，我们叫它红溜溜儿，有一点甜味，尽管更多的是苦味，但因为鲜艳的颜色，仍旧是很诱人去吃它的。

但这东西也有不好的地方，就是吃多了会上火，鼻子是要窜血的，所以，很早我就知道，这东西是补人的，而且很容易补大发，窜过一两次鼻血后，我也就不敢再肆无忌惮地胡乱"尝百草"了。尽管后来看到中药课本儿里明明写着，枸杞，性平味甘，有滋补肝肾、明目、润肺的作用，但"性平"一说，我至今不敢深信。

枸杞是秋天采集的药材，采它的时候，要拣那红透的果实，轻掐其果蒂，小心摘到筐、笸箩或布兜里，然后拿到太阳底下晒蔫儿了、晒干了。注意，在晒的时候，千万别拿汗手去翻它，因为人手上的汗一旦粘到枸杞子上，它就要变黑，变黑的枸杞子就没法入药了。以前秋天到那些喜欢自己采药、制药的村医家里，是很容易看到窗台上晾晒枸杞子的。

尽管枸杞是秋天的药材，但它关照人的季节远远不止在秋季。汤大夫是北山底下的一名村医，他们家一年四季都晾晒药材，有年春天，我去他们家玩儿，还没进村，看见他媳妇——汤大妈蹲在道边儿上的枸杞棵子里"采药"呢。我过去打招呼："汤大妈，您还财迷呐，去年秋天结的果儿早没啦，您还惦记摘那！"汤大妈反过来笑话我："傻小子，待会儿吃

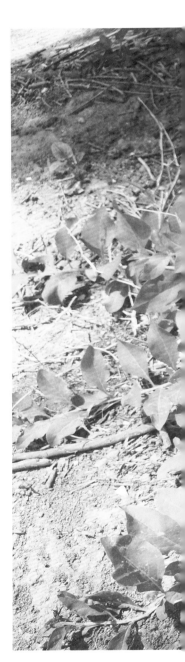

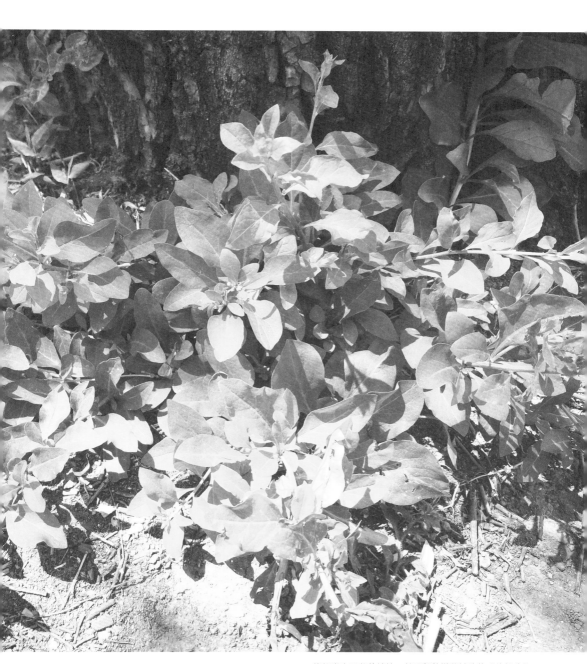

枸杞尚未开花的植株，其顶部的嫩芽被称作"枸杞头"

炸酱面的时候，你大妈给你拌的枸杞头，你有本事一筷子也别夹啊！"

我这才知道，春季里枸杞的嫩芽叫"枸杞头"，既是一种清热去火明目解毒的草药，更是珍稀美味的一道野味儿菜肴。把这新摘下来的枸杞头洗净，拿笊篱在开水中烫个翻身儿，沥干净水分，放凉喽，拿不掺假的小磨香油、盐、白糖、醋拌匀，其味鲜美程度，不是一般家蔬能够比拟的。此后，将近二十年，我再没尝过这东西，后来我给一个教营养学的老师讲过，他也有同感，说枸杞的嫩芽里含有丰富的纤维素、维生素、甜菜碱。纤维素进入肠道可以促进其蠕动，预防便秘，甜菜碱可升高肝脏的磷脂水平，预防脂肪肝、肝硬化。在这里，想种植"特菜"的朋友可要听仔细喽，可蕴含着商机呀，谁如果能种上一大片，没准儿，能发大财！

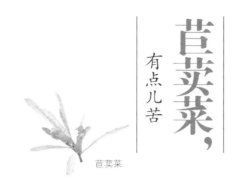

苣荬菜,
有点儿苦

苣荬菜

苣荬菜　入药见于《河北中药手册》《北方中草药手册》,为菊科草本植物
Sonchus arvensis 的全草,有清热解毒、利尿凉血、祛瘀排脓的功效。

　　同样和我一起学医的好友老吴,近几年饱受慢性阑尾炎的困扰,我早就跟他说过,你就下决心割了去不就行了,省得整天丝丝拉拉地疼个没完,哪天急性发作了,还不照旧得割?可他总舍不得,总觉得这膛是能不开就不开,我就笑他胆儿小,一个门诊手术,有啥大不了的,一条烂肠子,还舍不得不成,哼,想不开,想不开啊……

　　不知是因为病,还是因为和他们领导吵架赌气,一天老吴竟辞了工作跑回郊区老家"疗养"去了,一年后,我在潘家园儿旧货市场撞见了他,他见了我非常高兴,让我有空去他家玩儿,看看他新近从乡里收上来的"破烂儿"——古物旧货。好么,几天不见,转行儿进了"古董行"啦,不过气色却好多了,问他那病怎么样了,他说,你瞧瞧,比运动员还结实。问他怎么治好的,他却笑而不答,说去他家就知道了。

　　等到休息日,我坐着长途公交来到他家——北山根儿底下一个挺整齐的小院落,他正坐在炕上等我呢,一面忙让我脱鞋上炕,一面招呼他爱人——我那大嫂子沏茶拿花生、大枣儿。我问他,那在临床上总是迁延不愈的慢性阑尾炎你怎么就给治好了呢?他还是笑而不答,说吃过饭再告诉你,唉,这老吴,还卖关子。

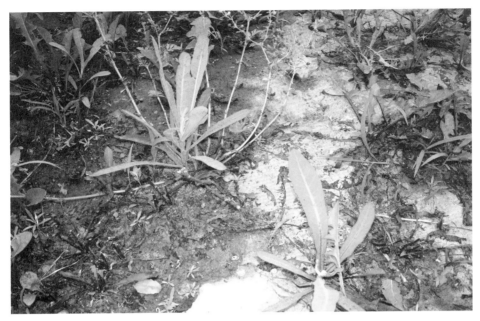

草地上有两棵苣荬菜

吃饭的时候，七碗八碟儿都摆上了，临了儿，还上了一盘子大拌菜，哟，是一种野菜，看着眼熟，但没吃过，紫红色的根儿，翠绿色的叶儿，边沿还有齿，上筷子尝一口，嗯，拿盐醋跟香油拌的，青青的野草气息十足，但嚼起来还挺嫩，挺肉头儿，一点儿都不塞牙，有些许苦味儿，但嚼一嚼，还回甜。

老吴说，我就是拿这东西给治好的。我问，这是……

傻兄弟，这不就是苣荬菜嘛！嗨，苣荬菜呀，我说呢，怎么这么眼熟呢，道边儿田埂儿上有的是呀！

原来，老吴自打辞职回家后，就一直在邻村儿的一个老中医那里治疗，那老大夫用《金匮要略》里"大黄牡丹汤"的底子给他医治，他一看这方子是治疗阑尾炎一个俗之又俗的方子，就老大不高兴地告诉人家：老爷子，不瞒您说，我自己也学过医，以前净给自己喝这方子了，要是用这方子就能喝好了，还来您这儿干吗？况且，您这药分量下得也轻，还少了几味性子猛的，这能行吗？

人家老大夫也不跟他急眼，还是那么和颜悦色地说，我这方子里有一样儿剂量很大的药没给包在里面，这味药就是败酱草，而中医用的败酱草其实是两种植物，南方用的叫龙芽败酱，北方用的，就是咱们这儿满野地里长的苣荬菜。你回家，喝我这汤药，然后就吃苣荬菜，最好生着用，拌拌就吃，三餐都有点儿，这病一准儿能好。

结果，他回家，将信将疑地和他爱人一起满野地里挖开了苣荬菜，还别说，刚开春儿的苣荬菜，叶子厚，滋味儿足，拌着吃，味道特棒！到了初夏，苣荬菜长大了，就有点儿老了，但也能生嚼。可到了仲夏以后，开了黄花儿，就太老了，不好吃了，他就弄来和中药一起煮着喝，结果不到半年，这缠绵不爱好的慢性阑尾炎竟然被他治愈了。

至今，每到春天的时候，他都爱吃这有点儿苦味儿的苣荬菜呢。

冲出围笼的杜仲

杜仲　入药始载于《神农本草经》，为杜仲科乔木杜仲 *Eucommia ulmoides* 的树皮，具有补肝肾、强筋骨、安胎的功效。

　　北京的西郊有座翠微山，山上有家博物馆，叫作"中国第四纪冰川遗迹陈列馆"，这是目前国内唯一为保存保护冰川遗迹在其原址上建立的博物馆。最有特色的，是保存在山间岩体上的一小片"钉头鼠尾"状擦痕，这是厚重的冰川裹挟着沙砾在坚硬的岩石上所刻画出来的。它告诉我们，在并不太遥远的 200 万年以前，北京这块温暖的土地上居然覆盖着冰川。不仅北京如此，其实在那个被称为第四纪冰期的年代，冰川席卷了全球高纬和部分中纬度地区时，厚厚的冰盖吞没了广大的原野、丘陵和山地，欧亚大陆上的不少原本很温暖的地方都覆盖了厚厚的冰雪。由于气候骤然变冷，动物

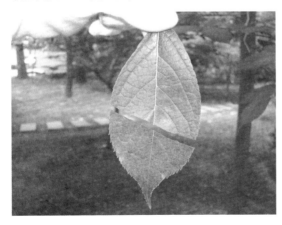
杜仲的叶子，叶虽断了丝还连

还可迁徙，植物却一时间很难适应，因此不少第三纪时曾经非常繁盛的植物都被冻死了，绝迹了，有的成了化石。在这场浩劫中，唯独我国的华南、华中、西南广大地区，除局部山地发育有冰川外，大部分地区没有形成大面积冰盖，杜仲、银杏、水杉等一些古老植物便在这些"夹缝"中奇迹般地存活下来，成为名副其实的活化石。

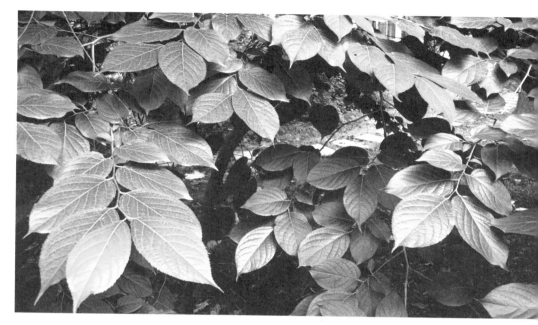

枝叶婆娑的杜仲

　　我曾听说，冰川博物馆的庞馆长要在博物馆室外引种历经大冰期浩劫遗留下来的珍贵树种杜仲，真是难为他想得周全。

　　杜仲，这种古老的树木，在亚洲和北美的第三纪甚至更早的新生代地层中都曾发现过它的化石。它有椭圆形的叶儿，又高又直的树干，看起来和一般的行道树没什么两样，但你只要摘一片树叶，握住树叶的两端，稍稍用力一扯，就会看到，树叶组织之间会拉出长长的胶丝，就像"藕虽断了丝还连"一样。

　　杜仲的树皮是名贵的中药，《神农本草经》中将其称之为"思仙"，可以"补中、益精气、坚筋骨、强志……久服轻身耐老"。杜仲是中医补肝肾、强筋骨的要药，主治肝肾不足引起的腰膝酸痛或软弱无力，以及虚寒之人出现的阳痿、尿频等症，临床多与川续断、补骨脂、胡桃肉、益智仁等补虚药物同用。以杜仲 30 克、白酒 500 克，浸泡 10 日后取服，每次 10 毫升，早晚各一次，可治疗劳损引起的腰腿痛等。杜仲还能安胎，善治因肝肾不足引起的胎儿不固、胎动不安、习惯性流产

药材杜仲

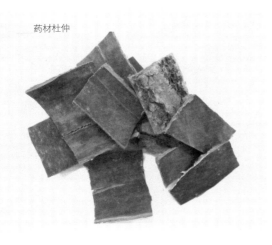

及胎漏下血等。近年来人们发现杜仲还有降血压的作用，不仅疗效确切，而且没有一般降压药因服用不慎造成血压降至过低的弊病。因为种植的少，多年来，杜仲的价格居高不下。

北京的杜仲是从南方移植过来的"外来户"，在二十年前，还很少有，有一次听说在一所高校里有种的，便看热闹似的坐车大老远地去瞧。终于进得校园，因为那时既没有互联网，也没有图文并茂的彩色图录，凭着一本黑白图的中药手册，是很难从这校园里的千万棵行道树里找到杜仲的。只得去找那模样长得像知识分子的"长者"去问。也不知问了多少人，终于一位"长者"笑眯眯地告诉我，你找杜仲啊，你多咱看见有几棵树被铁笼子给罩住了，那就是。被"铁笼子"给罩住，为什么好好的树会被"铁笼子"给罩住呢？原来，那年月，就有那不开眼、又懂些个药材知识的人，到处大肆剥取杜仲的树皮卖钱，并且一剥就是全身剥光，长了好几十年的大树，一夜之间就死了。给杜仲从根儿到离地两米五的高度穿上一圈儿铁笼子，能有效地防止剥皮贼的破坏，这真是一种让人哭笑不得的做法。这，还仅仅是在京城，那年月，在杜仲的原产地，由于市场需求，珍稀药材价格飞涨，盗采滥伐杜仲的现象更加严重，五十几年、上百年的大树被剥光，白花花地站在树丛中真是可怜，还有那不满十年的小树苗儿，因为树皮和树干抱得太紧，村民索性把整棵树齐根砍倒，蹲在地上，用石块儿把树皮砸松，再剥下来去卖，人多的时候，整座山上都是"乒乒乓乓"的砸树声，以至于在一些产地，逃过第四纪冰川一劫的杜仲最终没逃脱今人的斧斤，居然整座山头儿地灭绝了。

现在这情况没有了，还是市场这只"看不见的手"影响，使一些山场的药农越来越多地种植起了杜仲，杜仲的价格也稳定下来，大城市里道路两侧的杜仲也越来越多，最为难得的是——再也不用在树干上套那煞风景的铁笼子了。

讲卫生的 菖蒲

菖蒲　入药始载于《神农本草经》，为天南星科草本水生植物菖蒲 *Acorus calamus* 的根状茎，具有开窍宁神、化湿和胃的功效。

以前，去湿地湖塘采药，我总认不清菖蒲和香蒲（蒲草）的区别，因为这两种药用植物都有宝剑一样的叶儿，并且都是那么精神抖擞地挺立在水面上，不开花儿的话，还真不好分辨呢。直到有一次，无意中，我搓碎了其中一株的叶子，放到鼻前闻了闻，于是，我终于找到了辨别这两种植物的方法。被我搓碎叶子的植物是菖

春天，湖边的菖蒲刚刚冒出头

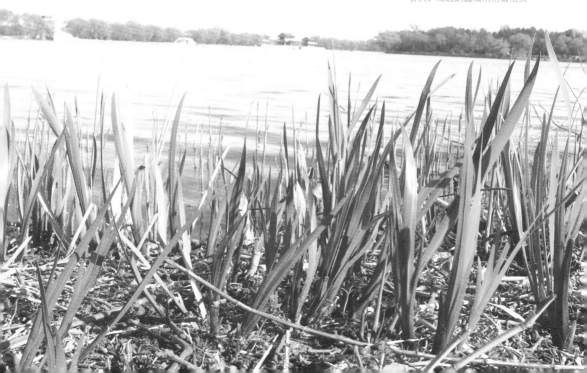

蒲，它的体内含有一种芳香油，很香很香，有道是"不怕不足，就怕太过"，菖蒲的香气就属于太过了的那种，既不是清香，也不是芳香，是那种令人很难忍受的艳香！这种香气在我的记忆里，只有80年代偶然闻过的一种劣质的香粉才会有这种香味儿。

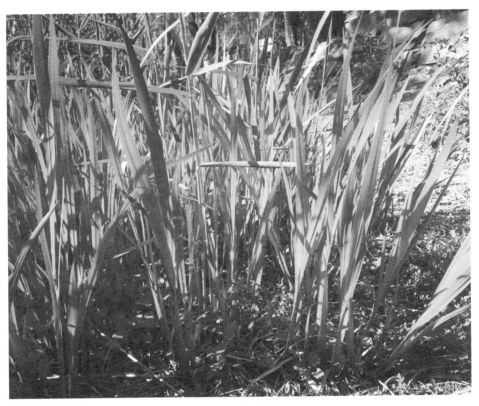

长在池塘边的菖蒲

但不喜欢归不喜欢，菖蒲中所含的芳香物质还是很有用的，其主要成分是芳香族化合物丁香甲醚等，对多种有害菌、寄生虫有抑制和杀灭作用。在过去，端午节就是"卫生节"，因为这个节日，时值初夏，暑湿污秽之气渐渐多起来，毒虫细菌也即将大肆繁殖起来，古时大伙儿都认为这是"邪气"和"瘟神"在作怪，端午节就为"驱邪避秽"而设，以前每当这个时节，人们总爱在门框上插上些菖蒲、艾叶儿这些芳香杀虫的东西，以为就可以让污秽之气不进门了。而且，菖蒲在这时节长得还挺给劲儿，宝剑似的叶子硬挺挺的，加之特别的香，香得连人都怕，从视觉上到嗅觉上都给人一种"压倒"感，因此就以为它身上肯定就带着"神力"了。《清嘉录》上说，截蒲为剑，悬于床户，可以却鬼。是啊，叶似利剑，可斩杀邪鬼，插在门楣大鬼小鬼自然望而却步喽。

后来，我漫游到过了苏杭，看到一些园林中的石质盆景盆里栽种着一种类似菖蒲的植物，但矮小得多，叶子也细得多，问过旁边的花匠大哥，答曰：此为钱菖蒲。哦，原来这就是传说中的钱菖蒲啊，以前许多文人画家都喜爱将其入画，当时我还纳闷儿，为什么把一盆兰草似的植物叫作菖蒲呢？菖蒲不是挺在水里的大家伙吗？这钱菖蒲，与菖蒲一样，是天南星科的本家，它比菖蒲矮小，但叶子细长、全株有香气而比菖蒲淡雅，一般用无孔的浅盆盛以彩色的石子或瓦砾，注入清水栽培。

不管是菖蒲也好，钱菖蒲也好，由于其香气袭人，其状势刚直，遂与兰、水仙、菊花并称为"卉苑四雅"，深受文人雅客的喜爱。常年种植，并将其置于案头，以示高洁。而菖蒲呢，也非常适合光线不足的室内种植，它的适应能力特别强，无需泥土肥水，仅以清水培之便可成活，也不用特别管理便可繁茂生长，而且由于富含芳香物质的缘故，还很少有病虫害发生。只要清水不干涸，可数十年不枯。栽培以朴拙、文雅、透气性好的灰陶浅盆为好，日久年深的紫砂盆也可以，带颜色釉的瓷盆则俗气，最忌用玻璃、塑料、树脂等工业材料。如果你想尝试一下的话，只要到水边找一株菖蒲，挖出泥中的地下茎，截取大约四五寸长的一段，清洗干净并除去老根，在高锰酸钾溶液（每升清水加入 2 克即可）中浸泡 2 小时，放入盆中，以彩色的鹅卵石或粗河沙固定，注入清水，不几日，便有嫩芽生发，如果想让它长得更好，除了日常需要不时补水外，还可定期在水中注入一些市售的全元素营养液，便可促其长得更加茂盛。只要记住古人的种植秘诀——"添水不换水，见天不见日，宜剪不宜分，浸根不浸叶"，就一定能将它养得郁郁葱葱，夏天摆在家里还能驱蚊、消暑，岂不乐哉？

黄土也能治病

灶心土　入药始载于《名医别录》，为烧杂柴草的土灶内底部中心的焦黄土块，具有温中止血、止呕止泻的功效。

黄土也能治病！在一般人看来，这简直不可思议，可在中医大夫眼里，这就再平常不过了。中医有一名方，叫黄土汤，其主药就是黄土半斤，不过这土不是一般的黄土，而是农家拆锅修灶时从灶心儿里凿出的那些受柴草烟火熏烤日久的黄土坷垃。此土入药称灶心土，即柴锅灶膛里的土。可能是后来的大夫嫌这个名字实在是

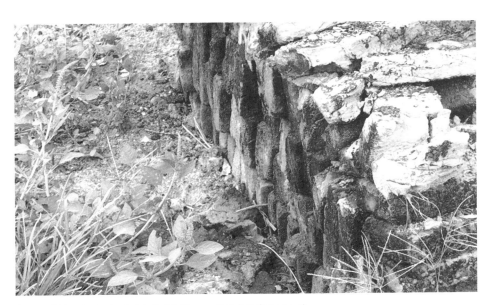

拆炕灶时拆下来的，烟熏日久的土坯块——拣其中干净的可入药

98

太土太难听了，写在方子上恐怕病人看了嫌脏，因此又给他一个听起来好像很文雅的名字，叫伏龙肝。依我看，这根本就是画蛇添足，一来从字面儿上看不出是什么东西；二来伏龙本是伏卧之龙，龙是中华民族的图腾，吃自己家神兽的肝，着实不妥，所以后来在医院开方子的时候，我一直写作"灶心土"。

灶心土的颜色与黄土高原上的黄土可不一样，它的颜色是红褐色的，凑到鼻子前面闻一闻有一股淡淡的烟熏气，以块大、色重、质松脆、具蜂窝状细孔的为佳，这证明其烧得火候够重、够长，这样的灶心土堪称是止血的良药。刚刚说的黄土汤，就是以此为主药配成的方子，该方出自东汉的《金匮要略》，方中用灶心土与甘草、地黄、白术等相配，可以治疗因体弱或久病、久泻等引起的大便下血或吐血等出血症状。

灶心土还能止吐。妇女怀孕早期，呕吐本为正常反应，一般在怀孕 3 个月后，多半儿都会自行恢复，一般不会影响健康。但也有人例外，呕吐反复发作，甚至有完全不能进食的，遇到这种情况，就得找大夫赶紧治疗啦，因为反复呕吐就会造成营养缺乏，形体消瘦，这些都会不同程度地影响孕妇的健康和胎儿的发育。而灶心土，就是治疗妊娠呕吐的良药。可用灶心土 60～120 克煎汤，澄清后代替水喝，或用以煮粥、焖饭，均能起到良好的止吐效果。曾经教我《中药学》和《伤寒论》的先生——北京中医药大学的陈明教授在讲"理血剂"这一课时就出来现身说法啦：很多年前，在他夫人怀孕时，他自己就曾骑着自行车在四乡费劲巴力地收集灶心土（那时城郊农村也已鲜有用柴锅做饭的了，他是在更远的郊县找到的），疗效真好！脾胃虚寒引起的呕吐清水或不消化的食物，也可用此方法治疗。

此外，灶心土还能用来治疗腹泻和净化饮水。明代罗廪在《茶解》中说，在储水的瓮中投烧热的伏龙肝一块，可以使水的英华不散，灵气常存。其实，灶心土是极其洁净的干土块，它还具有活性炭一样的吸附作用，可将水中的尘土等脏物吸住，净化水体。可惜的是，这东西如今不容易得了。凑巧的是，我却在前不久得到了一些。原来，我去门头沟山里采药，路过一个搬迁光了的荒村儿，在一间塌了顶的破房子里，忽然看到一口敞着天的老灶，这里不就有灶心土吗？我连忙过去，拿手里的药锄连刨带挖地抠了好些带回来，可真是陈年老灶里的灶心土啊，拿到鼻子前一闻，一股子浓重的"大柴锅味儿"，这疗效啊，一定错不了。

　　值得一提的是，中医不但拿黄土入药，"白土子"和"黑泥巴"也能入药。"白土子"的矿物名称叫白垩，它是一种颗粒度非常细的沉积物，其主要成分是碳酸钙，恐龙时代中的一个时期因地层中富含这种矿物被称作白垩纪。白垩的成因主要由于远古海洋中存在着大量的颗石藻和有孔虫这些能富集钙质的小生物，当它们死去的时候，柔软的有机物质腐烂掉了，而身体中的碳酸钙结构却层层叠叠沉积到了海底，由于洋底隆升被抬到了陆地上成为白垩层，这种白土子在世界各地都有分布，中医很早就发现了它的药用价值，被用作止血、止泻和中和胃酸以及涂敷皮表的溃疡等，均有效。"黑泥巴"是指泉水井下未受污染的黑泥，富含多种微生物及矿物质，常被用来涂敷足底或腹部，以达到清内热的作用，堪称开世界"泥疗"之先河！

芦根

春来防疫有

芦根　入药始载于《名医别录》，为禾本科高大的湿地草本植物芦苇 *Phragmites australis* 的根状茎，具有清热生津、除烦、止呕、利尿的功效。

中药芦根，就是水边野生芦苇的地下茎，白白的，长长的，有粗有细，一节一节的。每到初春开河的时节，我总是要想法子腾出时间来，蹬着自行车儿，到那老远老远的郊区去，找那水质清澈的池塘边儿上，挖上几条"活水芦根"，回来煮茶喝——自古民间就有"春饮芦根水，夏喝绿豆汤，百病不上身"的说法。说是为了预防传染病，其实，纯是为了享受那真甜，真好喝，真清爽的感觉。

活水芦根这东西是既不好找，也不好挖，湿漉漉的也不好带，知道它妙处的人也绝少，因此，现如今，在这偌大的北京城里头，喝过真正的、"活水芦根"熬制成天然茶饮的人是很少的。其实，在我老师的老师——那些老年间的中医大夫眼里，这可是俗之又俗的代茶饮料了。喝芦根水，最大的好处就是能防治"春温"。广义的春温，就是那些最容易在春季爆发的，因上呼吸道感染导致的各种发热疾

药材芦根

101

病，如上感（上呼吸道感染，如急性鼻炎、急性咽喉炎等）、急性支气管炎、大叶性肺炎等，有些还具有传染性，如麻疹、流感等，健康人群每日用芦根煎水代茶饮用，能对以上疾病起到有效的预防作用。

那为什么用芦根又一定要用"活水芦根"呢？那是因为芦苇是种个性非常顽强的草，它有水就活，对生存环境具有很强的适应性，不管是长年流水的江河湖畔也好，污水横流的死水洼子也好，它都能长，并且都能长得高高大大的。这两种地方生长的芦根在模样上几乎没什么两样，而在药性和药效上，不用我多说，您一想也能明白，污水中生长的芦苇，富集了各种对人体有毒、有害的物质，吃了不但不救命，反倒会加重病情。因此，从那旧社会过来的，治学严谨的老中医大夫，每每都要在处方中写明自己用的是"活水芦根"，一来标榜自己对病人负责，二来提醒那卖药的别黑了心卖人家"死水"或"脏水"里的芦根。

别看书上写着，芦根是味清热解毒、润燥、利尿的药，但其实新鲜的芦根如果消毒工作做得好的话，可以放在口中像吃甘蔗那样当水果生嚼着吃的，其味道是甜的，还有股子水果儿的清香味儿，为什么一定强调消毒工作做得好呢？原来芦苇都是把根扎在水边儿淤泥里的，即使是"活水"中生长的，也容易附着一些隐藏在淤泥里的寄生虫，因此，最好和吃荸荠、慈菇等许多水生蔬果一样，一定要煮熟了蒸透了才能吃。把挖来的芦根清洗得白白亮亮的，趁鲜切成寸段，放在冰箱里冷冻，可以用很长时间。煮茶的时候，抓上一把（大约100克），放在锅里加水煮，大砂锅、玻璃锅都行，只要不是铁锅就行，大火烧开，小火慢炖，炖至汤色金黄起锅，放凉后，喝去吧，又甜又好喝又清爽，风燥的初春来上一碗，真过瘾。

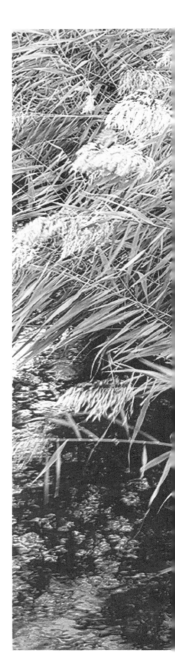

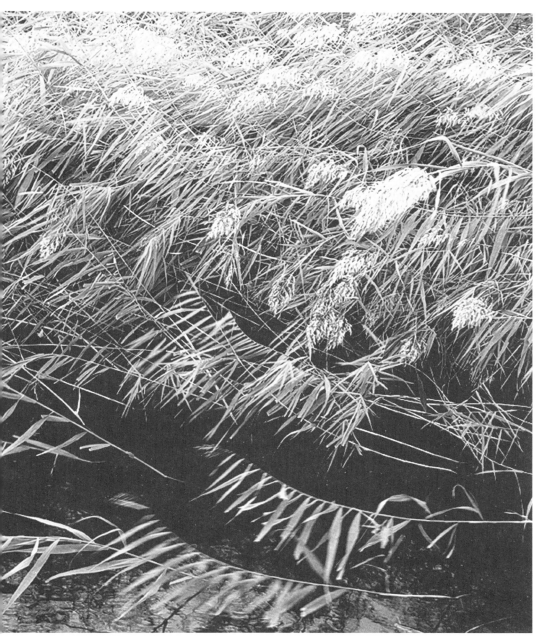

芦苇

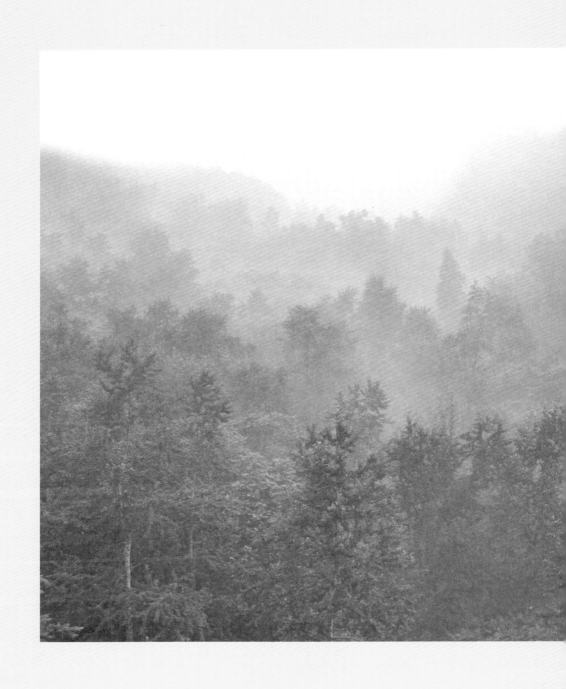

第三章 在花果蔬菜园里采药

小时候，我和爷爷都特别爱养鸟儿，苏子，是小鸟儿很喜欢吃的一种饲料粮，为了养鸟儿，我和爷爷曾开荒种地……

扁豆

是药还是菜

扁豆　入药始载于《名医别录》，为豆科攀援植物蔬菜扁豆 *Lablab purpureus* 的种子，具有消暑除湿、健脾止泻的功效。

想在城市里种点儿蔬菜，你一定觉得挺麻烦的吧，没土地没灌溉条件没这没那，其实我告诉你——很简单。

比如说种扁豆吧，你在买杂粮的时候，顺便在那摊儿上挑三四颗籽粒饱满的扁豆，回来拿温水把它泡涨，拿到楼下，找一个有栅栏的犄角旮旯儿，挖个浅坑，往土里一埋，了事儿！

大约是 30 年前吧，供应北京的蔬菜品种远没有现在这么多，凡是有院子、有空地或者是能够撬起窗跟儿底下几块地砖的人家，都爱种上几棵扁豆，为的是摘些豆荚佐餐加菜，以备不时之需。

我这里所说的扁豆，可是真正的扁豆。四季豆（豆角）有的地方也被称为扁豆，但却不能与真正的扁豆相提并论。因为，真正的扁豆不但能做菜，它还是一味中药，而四季豆却仅供菜用。

真正的扁豆，豆荚宽扁，形如猪牛等牲畜的耳朵，因此也被称为牛耳豆或猪耳豆。由于算不上大路菜，市面儿上一般少见，但它皮实易活，专爱在人家篱笆墙上开花结豆儿，嘴馋的人便爱在春天播种些，到了夏末秋初，就能摘取肥大脆嫩的豆荚尝鲜了。刚摘的豆荚有点儿涩、还有点儿古怪的臭味儿，但是用沸水稍稍一烫，怪味儿就少多了。当然，也有不少人专喜欢那股子怪味儿，这就像吃臭豆腐、臭咸鸡子儿或臭鳜鱼一样，臭，也是一种食物的味道。把这种泛着怪味儿的豆荚切成细丝或干脆撕成碎片，就可以用葱花姜末清炒或配合肉丝儿荤炒，都能炒出一盘子风味独特、清新爽口的小菜。

扁豆是可爱的，可爱就可爱在它的高产上，它的花期很不整齐，花，会不断开，荚，也会不断结，人们摘大留小，摘来摘去，就剩下一些荚老豆硬的，任秋风将其吹干，留作明年的种子。这种子，就是药！

扁豆的种子有两种：一种是豆粒儿黑色，上带一弯白色种脐的，像个黑白花儿的喜鹊，称鹊豆；还有一种白皮、白肉、白种脐的，称白扁豆。谈到以扁豆入药，这两种豆子的待遇便不同了。中医大夫似乎更喜欢用这种白色的豆子，你看，在他们的药方上，经常特地标明：白扁豆多少克。

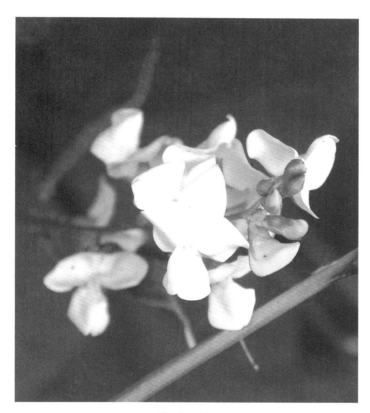

扁豆美丽的花

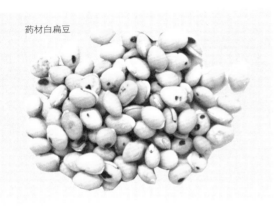
药材白扁豆

扁豆的主要功效是健脾化湿、消暑解毒。由于本身是菜，又富含营养，因此药性平和，不燥不腻，是病后体虚胃弱、不欲饮食者的良好补剂，临床上常与滋补身体的太子参、炒山药、谷芽等配伍，能补脾养胃，促进食物、药物的吸收和体质的恢复。将扁豆煮烂，加白糖当点心吃，可用来治疗小孩儿因脾虚而引起的腹痛和腹泻。对于大人，拿扁豆、粳米按照 1:1 的比例熬粥喝，对产后、病后身体虚弱的人，以及长期食欲不振、瘦弱、喜呕、腹泻的人都能起到治疗作用。记住，这个粥是个"基础方剂"：如果你在该粥中加上百合、薏苡仁，可治疗气虚引起的咳喘；如果加山药、莲子还能治疗妇女绵绵不绝、清稀量多的白带证。

扁豆还能解暑！还记得《红楼梦》第二十九回吗？林黛玉随同贾府上下到清虚观进香，结果中了暑，第二天所服用的"香薷饮"解暑汤，就是一剂以香薷、厚朴和白扁豆组成的方剂。香薷饮，源自宋代的《太平惠民和剂局方》，是近千年来应用最为广泛的解暑良方之一，它取香薷 10 克、厚朴 5 克、白扁豆 5 克，煎成茶汤，频频服用，能够有效地解除三伏天儿受热，导致头晕头重、汗出不爽、胸闷、四肢倦怠、乏力、恶心、呕吐的中暑症状。

此外，初开的扁豆花和扁豆的干燥种皮（又称扁豆衣）也是中药，作用与扁豆相似，只是前者偏于解暑，后者偏于化湿而已。

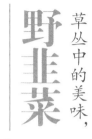

草丛中的美味，
野韭菜

韭菜花

韭菜子　入药始载于《本草经集注》，为百合科草本蔬菜韭 *Allium tuberosum* 的种子，具有补肝肾、暖腰膝、助阳、固精的功效。

　　我老早就发觉，在身边很多人的意识里，总把野餐看得很隆重：得带把大伞、丈二的野餐布，还有野餐篮、冷盆儿、水果儿、三明治、冷切肉、小零食等等，最次也得有面包、火腿肠儿、咸鸭蛋……所以，这种特殊的休闲方式在他们那里是很

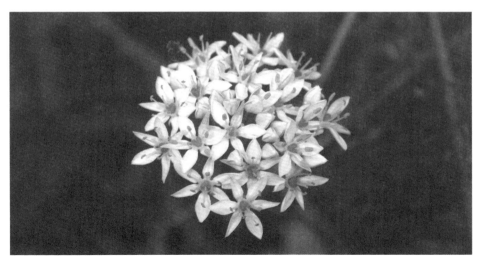

野韭花

少能享受到的。我是个例外，因为，经常上山采药，野餐（在我看来，"在野就餐"即为野餐）是迫不得已而为之，一点儿也不隆重不算，在常人眼里，就跟饿极了的骒马在道边儿上随便啃几口青草差不多，但是，这，的确是享受，是一种把饮食融入山水中的享受。

十来年前的一个秋景天儿，独自在深山里采药，到了后晌午，也许饿得过了劲儿，眼发花腿发软，便结束手头儿的活计找个干净地界坐下来"野餐"。我从兜子里拿出"野餐"的全部食材——两个白不呲咧的发面火烧，一小撮儿食堂白给的咸菜丝儿和一小暖壶白开水，这样的食谱，可谓之"三白"也。刚吃没两口，忽然发现眼么前儿的草丛里还有"一白"，原来是一丛洁白鲜嫩的野韭菜花儿，嘿，正愁没有佐餐下饭的小菜儿呢！这不是老天爷可怜咱吃得寒酸，白给咱加了盘儿菜吗？我扭过脖子，冲着那丛白花儿，吭哧就是一口，火烧、咸菜，加上辛香扑鼻的野韭菜花儿，一股脑地嚼在嘴里，精神顿时为之一振。我的中药学老师曾经操着一口地道的河南话对我们说过，但凡是这个有辛香味儿的蔬菜啊，它一般都有开胃醒脾的作用！可不是嘛，这会子不仅是胃口大开，食欲大增，而且还感觉这么一嚼简直就是素菜荤做，白不呲咧的火烧居然吃出了涮羊肉的味道，好像比在东来顺儿吃还地道。

这是我的一顿"野餐"，同时也是对一种蔬菜、一种中药——韭菜在情感上的重新认识。我那天吃的韭菜，与菜地大田里种的韭菜不太一样，它的学名叫野韭，原产地就在我国，广泛分布于东北、华北的大部分山区，它是蔬菜韭菜的原生种，所有的家韭菜都是它的重子重孙，在几千年前，我们中国人就把它移栽到平地上，又推广开的。这种韭菜的香味儿，可比家韭菜冲多了，而野韭菜的"韭菜花儿"，那可比酱菜园子里卖的韭菜花好吃多了，那是它穷其一个生长季节的精华，开坛即有直冲囟门的辛香味儿。

我国是文化大国，同时也是饮食大国，但凡原产我国的菜蔬，稍微捯捯，就能讲些个道道儿出来。你先看这"字"，篆书的"韭"的样子就是平地上长起的一丛韭菜，时至今日，几乎没什么变化。"韭"还有"长久"的含义，韭在地下有宿根，播种一回就能长上几年，只要有肥，便可以不断地抽叶，一年能割上三四回，也不用怎么管理，因此又有"懒人草"的外号。中医学经典《黄帝内经》中把韭列为"五菜"之一,"五菜"即葵、藿、葱、薤、韭,是古人总结出的五种对人体有益的重要蔬菜。到了南北朝,人们对韭菜已经有了更多的了解,梁代的陶弘景在《名医别录》中说:"韭,归心,安五脏,除胃中热,利病人,可久食。"

在古文字中,"荤"与"熏"的意思相近,凡气味辛熏的蔬菜,被称为"荤菜",佛家就有忌食葱、韭、蒜等"五荤"的戒律,《西游记》中的老猪就是戒了"五荤三厌"之后,才被师傅起名叫"八戒"的。佛家戒此,最大的原因是嫌其有刺激气味,能助发淫欲的缘故。中医也很早就注意到了韭菜的这个特性,他们把韭称为"起阳草",原因就是它能温肾壮阳,能治疗因肾气不足引起的阳痿、早泄等性功能障碍的疾病。明代冯梦龙有个《广笑府》,里面有则笑话,说:"某人款待客

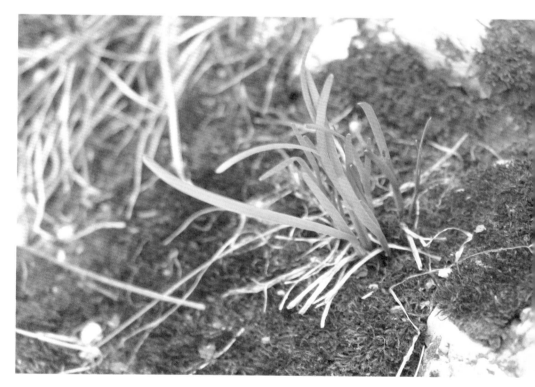

韭菜植株

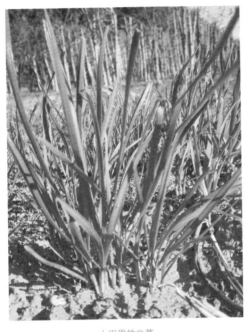
大田里的韭菜

人，客偶然谈到丝瓜萎阳，不如韭菜能壮阳。一会儿，主人要妇人添饭，却不应。问儿子娘去何处，子道：'娘往菜园中去了。'问干什么？子道：'娘要拔去丝瓜种韭菜。'"。

不过，要说疗效好的话，那还得是它正经的入药精华部分——韭籽。它作为中药，已有千余年历史。它擅长补益肝肾而壮阳，尤其适用于肝肾不足引起的腰膝酸软、冷痛、脚弱无力等。它还有很好的收涩作用，治疗遗精，它最擅长，特别是青壮年那种因手淫、房事过多导致肾气不足，精液固摄不住引起的遗精。韭菜含对人体有益的挥发油成分，气味辛香，无论做馅包饺子、馄饨或与肉、蛋炒食均鲜美可人，有开胃、醒脾的功效，这是由于其中含有大量芳香油的缘故。你听听，"醒脾"，老祖宗用的一个"醒"字，即能使脾胃觉醒，多么绝妙地道，显出其功力的迅猛。因此，我在以上所说的"食欲大增"也好，"精神为之一振"也好，都是其"醒"的作用所带来的啊！

其实，大路货的家韭菜，就其味道和疗效而论，都不如野韭菜，野韭菜在华北一般的山区都有分布，北京山区各旅游风景点周围的坡上、道边儿也能找到不少。8、9月份就到了盛花期，这时候最好分辨，分辨的规则就是严格按照家韭菜花的样子辨认，尝一口有浓郁的韭菜辛香者就是了，一般不会认错。闹不准的可先上菜市场看看鲜韭菜花什么样，照着采就好了。近年来，有人在北京远郊区县还发现了有大面积野韭菜生长的韭菜山，野韭是多年生植物，不用管理也能生长得很好，如果当地农民做好保护，合理利用当地的野韭菜花发展绿色食品的话，估计不仅能发财致富，而且还能很好地起到保护原始蔬菜物种的作用呢。

一把紫苏救了我

紫苏　入药始载于《名医别录》，为唇形科草本植物紫苏 *Perilla frutescens* 的种子、茎秆和叶。可降气消痰、止咳平喘、润肠通便（种子）、理气宽中、止痛、安胎（苏梗）、辛温解表、解鱼蟹毒（叶）。

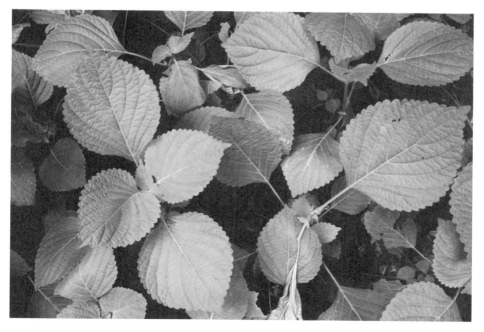

宽大叶子的紫苏

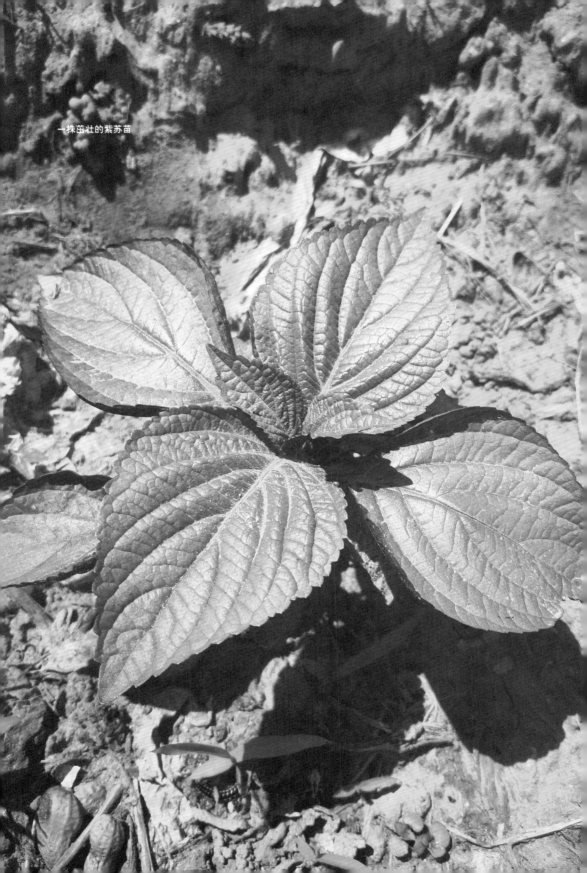

一株苗壮的紫苏苗

小时候，我和我爷爷都特别爱养鸟儿，苏子，是小鸟很喜欢吃的一种饲料粮，为了养鸟儿，我和我爷爷曾"开荒种地"，在我家的楼前楼后种了好多。

紫苏能长到一人多高，茎是紫色的，呈方柱形，叶子有手掌大，边缘有齿。开花儿的时候，你一看就能看出它属于唇形科，跟同科的一串儿红、彩叶草的花儿一样，有带上唇和下唇的管状花，一开一大串儿，就是花朵儿的个头儿小了点儿。等花谢了，钟状的花萼里就孕育一枚种子，那就是苏子。

苏子，跟芝麻那么大，但不像芝麻那么扁，它有灰褐色的皮，呈圆球儿状。苏子不仅是鸟饲，它还是人吃的一种小杂粮，可以做苏子饼、苏子糕，同时还能熬粥，苏子生嚼就很香，炒熟了，更香，口感很松软，脂肪含量很大，并大多是不饱和脂肪酸，吃了不会发胖，还能美白。

其实，紫苏的贡献还远不及此，它一身都是宝，茎秆、叶子、种子，都能入药！

紫苏的茎秆、叶片中蕴藏了丰富的挥发油，内含紫苏醛、薄荷酮、丁香油酚等物质，使植株通体散发出奇异的芳香。由于我们家种植的紫苏长期施用的都是天然肥料的缘故，因此，不论我家出产的苏叶还是苏子，都比外面买的香好多。紫苏清凉无毒，营养丰富，尤其是苏叶，能腌制小菜佐餐，风味独特，明代就有"紫苏嫩时采叶和盐及梅卤作菹（酸菜）"的吃法。我们这里最普遍的吃法就是，采来整张的苏叶清洗干净，横切成条，用冷开水把上好的芝麻酱澥开，和上蒜泥和醋拌着吃；或整张的叶子不用切开，而是卷成筒儿，蘸酱吃，味道都不错。

民间不是有一种病名叫"苦夏"吗？这是一种夏季经常出现的病症。表现是胃口下降，不思饮食，并伴有低热（体温在37℃到37.4℃之间波动），身体乏力疲倦、精神不振、工作效率低、体重减轻。拿紫苏当菜吃是最能治疗"苦夏"的，因为它所含的芳香油有醒脾、化湿、开胃的作用，因此能在暑湿天气里令人胃口大开。此外，紫苏的叶片和梗，还有解表散寒、行气宽中、解鱼蟹毒的作用。记得有年我在青岛，看到饭店里卖一种拇指肚儿大小

苏子

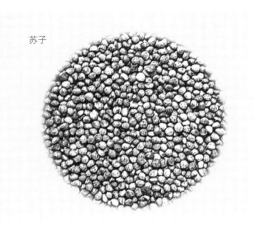

的螺蛳，长得很精巧、可爱，问过店家，说这叫辣螺，据说肉吃起来很嫩，有点儿甜，有点儿辣，蘸醋吃，味道特别鲜美，而且有明目去火的功效。吃螺蛳还能有这等好事？！正好那几天我犯牙疼吃不下饭，吃点儿这东西去去火也好，还能顺道收藏一口袋精巧的海螺壳儿，真不错。这天中午，我一个人吃了一整盘儿辣螺，有1斤多，到了旅馆里，肚子拧着疼，我自言自语道："坏了，这螺蛳是大寒之品！"嘿嘿，真是废话，大多数海鲜贝类都是"大寒之品"，我纯粹就是让馋瘾给害的。

幸亏想到了这一辙，临出家门儿的时候，怕贪嘴吃海鲜食物中毒来着，因此在丈母娘的院儿里揪了好些个苏叶，放在包儿里都干了，这时候拿出来，搓碎了，泡在开水里，连水带叶儿全喝了，结果下午就能去逛八大关了。

日本人是吃鱼生的行家，他们在吃生鱼片的时候，也同时吃一些新鲜紫苏的叶和嫩茎，这样不仅提味，还能解毒。我们在蒸煮螃蟹的时候，不妨也放上一把苏叶，以解腥、祛寒。

胡椒之美

胡椒　入药始载于《新修本草》，为胡椒科木本攀援植物胡椒 *Piper nigrum* 的种子。具有温中、下气、消痰、解毒的作用。

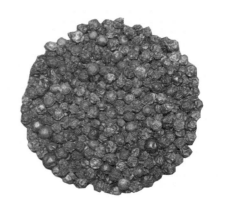

正准备粉碎的黑胡椒

　　我不擅吃辣，因此，辣椒我是几乎不沾的。然而，我又喜欢辣味，因此，只有那些有辣味而不辣心的东西，才是我之所爱。胡椒、芥末、辣根儿、北京辣菜（用芥菜与萝卜制作的一种发酵食品）我都喜欢。"馄饨开锅喽！"是耳畔熟悉的一声叫卖吧，晶莹剔透的皮儿，隐约能看见裹着的或粉红（肉的）或翠绿（韭菜肉的）的馅儿。"香菜那紫菜虾米皮是醋白饶！"这是吃馄饨的佐料。北京人吃馄饨还讲究"酸酸儿的，辣辣儿的"，酸就是醋要多搁，这辣嘛，就是要多洒胡椒面儿。为什么呢？这馄饨是要混着滚汤吃的，最适合西北风正紧的三九、四九天，醋、胡椒面儿都是擅走皮表的热药，与热汤配伍在一起，可以极速地驱走刚刚侵入皮表的风寒邪气，使之不继而侵入脏腑。因此，北京人冬天离不开胡椒面儿（驱寒开胃），夏天离不开茉莉花儿茶（清热醒脾）！

第一次来到胡椒的产地——海南岛，因为日程安排得紧，不可能有时间进行漫游似的栽培植物调查，所以，大面儿上的调查就只能在旅行社提供的客车上进行了。上车，先把自己眼前的一片窗户擦干净（当然，外面的就没法管了），再把照相机焦距、光圈、快门都调到"车摄"状态。这就可以一边赶路，一边调查沿途的植物植被，还能拍摄调查资料了。果然，行驶在东部的环岛高速路上，道路一侧种植的各种热带作物与水果放电影儿一样展示在眼前。水稻、椰子、槟榔、棕榈、菠萝、杨桃、番木瓜……由于无法预测，只能碰上什么就拍些什么，忽然，一堆堆绿色的小丘映入眼帘，但只有一小片儿，很快便过去了。这是什么呢？我忽然想起了胡椒，因为它是爬蔓儿的藤本，定植的时候需要给它插上根支柱，等它在支柱上爬满了，就成了一个个绿色的小丘。于是乎，就有意识地等待着胡椒的再

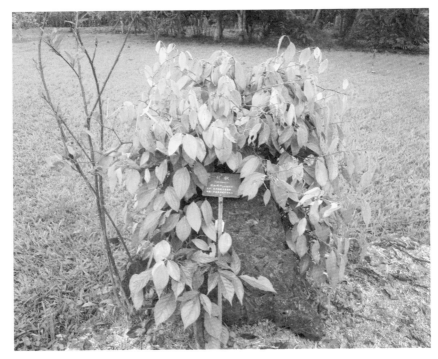

胡椒的植株

次出现了，果然，功夫不负有心人，过了分界洲，又看到一小片胡椒和几排光秃秃的水泥支柱，这是难得的教材啊，当即按下快门。

车行至兴隆的热带植物园，有一个小时的时间，我看到了胡椒的原生态，一株缠在树上的胡椒藤，有点像北方人室内常见的绿萝。胡椒藤表皮粗糙，有膨大的节，节上有成行的气根；叶为卵形，单叶互生，有光泽；由于不是花季，没有看到花的样子，但上面稀稀拉拉地结着一串串青绿色的小果子。如果这会儿采摘的话，那一定是黑胡椒。因为，胡椒未成熟时趁绿采收的可加工成黑胡椒，成熟后去尽皮和果肉用其种子加工的叫白胡椒。

到了海口郊区的集市上，我看到了大量的胡椒粉、完整的胡椒粒和胡椒碎（介于粉和粒之间的一种调料），前两种东西在北方的超市里都有卖，至于胡椒碎，想来也容易，拿捣蒜锤把胡椒粒砸上那么几下便是。此外，胡椒油和胡椒根卖得也十分的好。胡椒油是拿胡椒和植物油制成的调料，而胡椒根是当地人用来治疗胃病冷痛的。原来胡椒也是浑身是宝呀。胡椒在中药里虽说算不上是常用药（汤剂里用得较少），但它的"群众基础"好呀！它是人们居家常备的调料，是能顺手拈来的救急药。胡椒含有胡椒碱、胡椒脂碱和挥发油，有抗惊厥、止痛、镇静、发热的作用，特别适合那些肠胃有寒，胃口冷痛，呕吐腹泻的人，我就曾看见有老大夫出诊时遇到小孩儿肚子受凉拉稀，用胡椒粉填到肚脐儿里，再拿胶布贴敷封闭的治法，一般治疗一到两天后大便就恢复正常了。此外，现代临床将胡椒广泛用于银屑病、肾炎、慢性支气管炎、哮喘、冻疮及牙痛的治疗，均取得了不错的成绩。

虽然胡椒是家庭常备调料，但它也有"禁忌证"，就是那些平日里阴虚火旺体质的人（多表现为口干、大便干、爱心烦、手脚心爱出汗、爱喝水），以及感受温热邪气患病的人不能用。我本人属于"馋性体质"，即嘴馋而无胃病，于是，那次在海南就买了胡椒油。拿到北方来广送亲朋，果然大受欢迎，都说："开胃，味儿冲！""辣，窜鼻子，比胡椒面儿劲儿大！"最值得高兴的，是那天我们邻居阿姨告诉我，她闺女前几天痛经，吃了碗放了胡椒油的热汤儿面，嘿，比喝姜糖水管用多啦！

佛手，

这果儿是闻香儿的

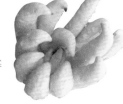

佛手的果实

佛手　入药始载于《本草纲目》，为芸香科木本灌木佛手 *Citrus medica* 的果实。具有疏肝理气、和胃止痛、燥湿化痰的功效。

"唉，挺好的东西，如今没人认了，您要喜欢，多拿点儿，我保证赔钱卖给您。"卖佛手的老花农在这儿不错窝儿地站了将近一上午，眼看着早市都快散摊儿了，愣是没开张。"鲜货啊，经不起折腾，伺候了这么多月份，好不容易今年结的果儿比往年都大，就是没人要，可惜了儿的。"斤八两沉的大佛手，十块钱给俭，要搁往年，哼，想都甭想！

秋后的大佛手，我想起了胡同大杂院儿里那识文断字的曹大爷，每逢这时，他那大画案子上总有个里面满盛着"闻香果儿"的大果盘，青花瓷的，里面有时候是紫红色的香槟子，有时候是红半边儿青半边儿的小苹果，泛着甜甜的幽香，一挑门帘子就能闻着。每逢见我眼巴巴地望着盘中的累累硕果时，他总是一面非常平和又非常疼爱地从中递给我个最红最漂亮的果子，一面若有所思地解释着："小子，这果儿是闻香儿使的，若搁早年间，我这大果盘里满是斤八两沉的大佛手，摆一冬天也不坏，比这可香多喽，嘿，多少年见不着啦……"

　　佛手，中医说其气味清香而不烈，药性温和而不峻，有宽胸理气、和胃止痛的功效，那股香味儿，温馨淡雅，有点儿像柠檬，但比柠檬要柔和得多，且持久得多。除了味儿好外，喜欢参禅的风雅文人还将佛手视为仙果，原因是其模样就带有几分"仙"气儿。诸佛在讲经说法时不是用各种姿态的手势表达经文中的深刻含义吗？这些手势被佛教徒们称作"手印"。你看这佛手的果实顶端开裂呈手指状，半握半伸着，像不像佛家的"手印"？并且每只都不尽相同，各具情态。其实，佛手的种种"仙"态，都来自千百年来，我国一代代园艺师们的精心育种，不断筛选。原来，佛手是芸香科植物香橼的园艺变种，也就是说，在植物学上，香橼就是佛手，佛手就是香橼。香橼与柑橘、柚、橙子都是芸香科的本家兄弟。香橼是中医常用的一种理气化痰药，能够治疗胸腹满闷、两肋胀痛、咳嗽痰多等症。我国古代中药学家都很清楚这一点，《本经逢原》就曾清楚地指出："柑橼乃佛手、香橼两种，性味相类，故《纲目》混论不分。盖柑者佛手也，橼者香橼也，兼破痰水，近世治

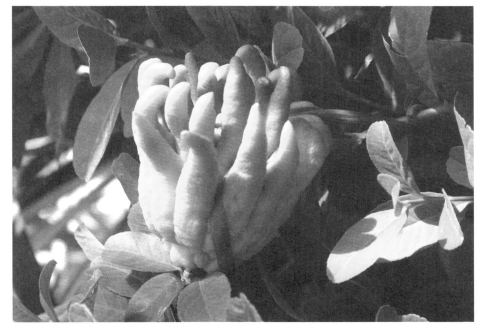

壮实的佛手果

佛手的果实顶端开裂成手指状

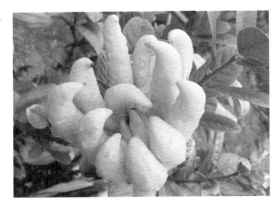

咳嗽气壅，亦取陈者。"

　　而现代《中药学》是将两者分开而论的，并且说明了药性孰轻孰重。这也有一定道理，因为我有一位太爷级的长辈——瑞珍老翁，他是旧时同仁堂柜上的老药工，他曾告诉其儿孙："抓药的时候啊，香橼和佛手是可以相互代用的，但香橼的药力弱，量要相对大一些，并且要去瓤。"后来我就此话做了分析，原来，香橼在作为园艺品种向佛手改造的过程中，人们让其长出了更多的"手指"，以增加其观赏性，而长出更多的"手指"则意味着要长出更多的果皮和减少更多的果肉，而香橼、佛手这类药物的主要有效成分——柠檬油素、香叶木苷及橙皮苷等物质则几乎都蕴含在果皮中，果皮的增多，意味着药性的增强，因此佛手在人工的影响下，药效比其祖先增强了，因此香橼在代替佛手入药的时候，就得增加用量，还得去掉多余的果肉，才能与之媲美。

　　我有个搞园艺的朋友，有一回，我到他的花房找他要两株刚开花儿的独本菊，掀开草帘子，走进那个充满花香、泥土清香和马粪味儿混成"温室特有味道"的暖洞子，没想到，他正蹲在佛手树旁疏果儿呢，他见我进来，解释说："今年肥料给的足，这佛手可真结了不少，我把这些小个儿的都给剪下来，大个儿的留着冬天咱们闻香儿用，小个儿的拿回家让你嫂子做成蜜饯佛手，到时候上我那儿拿一瓶儿走……"

　　后来，那年冬天，我还真从他那儿弄来一小玻璃瓶儿蜜饯佛手，每每打开盖子，都会有一种悠远的清香飘忽过来，盛上一小勺溶在水里，嘿，堪称甘露。

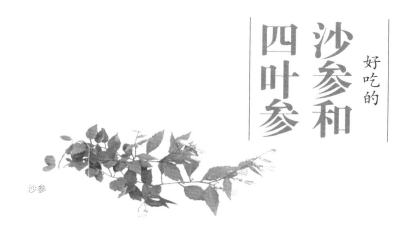

好吃的

沙参和四叶参

沙参

沙参　入药始载于《神农本草经》，为桔梗科草本植物轮叶沙参 *Adenophora tetraphylla* 或杏叶沙参 *Adenophora hunanensis* 等同属植物的根。具有养阴清热、润肺化痰、益胃生津的功效。

四叶参　入药见于《河北中药手册》《北方常用中草药手册》，为桔梗科草本植物 *Codonopsis lanceolata* 的根。具有益气养阴、解毒消肿、排脓、通乳的功效。

　　沙参，有南北之分，北沙参其实是珊瑚菜，而南沙参，才是真正的沙参。在北方的山上，南沙参是种很招人爱的植物，原因不仅是它能开出一大串儿一大串儿吊钟形的淡蓝色花；还有它长长的、肥嫩多汁的储藏根，像人参似的，虽然表皮比人参粗糙得多，但只要将它的外皮刮去，就会现出里边肥美多汁的白嫩部分来，有淡淡的甜味，趁鲜或干制后拿去煲汤，什么沙参玉竹排骨汤啦，沙参猪肺汤啦，沙参百合老鸭汤啦，都是非常好的滋补之品，能滋阴清热，润肺止咳，特别适合老年人一到秋冬季节就发作的干咳。

　　沙参长什么样儿？在哪儿可以挖到呢？原来，沙参的脾气很挑剔，它既不喜欢太荫凉，也不喜欢太曝晒；既不喜欢太湿润，也不喜欢太干燥。因此，你只在有树木但树荫又不太浓密，有溪水又不太潮湿的沟帮子（山沟侧面的阳坡）上找，就能找见啦。

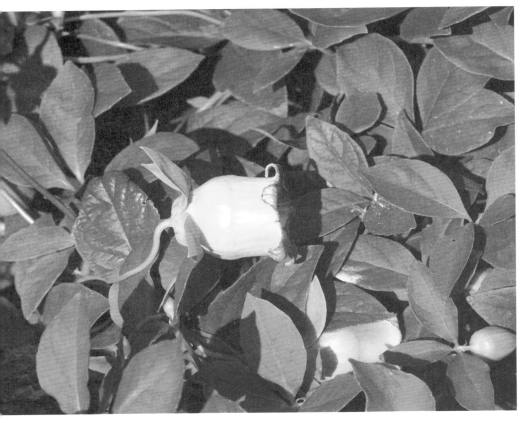

四叶参

　　不过，现在的人们可比前几年有福气多了，想吃鲜甜滋补的沙参，到超市干货柜上买一把就是了，因为受欢迎，目前各地的药材基地产量大得很呢。在我国，各地用作食疗材料销售的沙参，样子都差不多，都是细如手指，不足半尺的"白色小棍儿"，只有居住在我国境内的朝鲜族兄弟出售的"沙参"与之不同。

　　朝鲜族菜肴中有道名菜，叫烤沙参，初见这道菜的时候，吓一跳，哟，怎么有这么大根儿的沙参呀。菜端上来的时候，所谓的"沙参"已经用锤子锤扁了，并拿辣椒酱拌和着，放在烤箱烤过，尽管如此，我也估计得出，这道菜里的"沙参"绝不比胡萝卜细！而品尝起来，倒是"沙参味儿"十足，这到底是什么呢？

直到有一次来到吉林安图的一个朝鲜族村庄里，才弄明白是怎么回事儿。当时是在中午，我在他们村儿吃过了香喷喷的打糕之后，到老乡的院子里看他们种植的蔬菜，有茄子，有辣椒，还有洋白菜，忽然，在他们的菜地边缘，我看到了一种熟悉的蔓生植物，缠绕在结实的木头架子上，开着黄绿色、吊钟形的花朵，花瓣的内侧面长着紫色的斑点，每截藤蔓上轮生四片叶子，青翠欲滴。这不是四叶参嘛！四叶参的地下部分，有膨大肥厚的肉质根，能消肿、下奶，因此也叫奶参、羊乳，也是一味中药。正巧，朝鲜族房东过来收拾院子，我便指着四叶参问他，这也是蔬菜么？他笑着回答我，这种蔬菜叫"沙参"，它的下面有条很大的"参"，能做成我们喜欢的一种腌菜。哦，我恍然大悟，原来，被朝鲜族村民称作"沙参"的植物既不是中药里的南沙参，也不是北沙参，竟是这大块头的四叶参呀。难怪我尝不出来呢，原来这四叶参也是沙参的同科植物。

一颗 **橄榄**

傣族小姑娘塞我嘴里

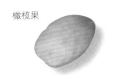

橄榄果

橄榄　入药始载于《本草汇言》，为橄榄科乔木橄榄 *Canarium album* 的果实，具有清肺利咽、生津止渴、解毒的功效。

今年寒假，我在西双版纳热带植物园里带孩子们考察各种各样的热带植物，孩子们高兴得跟小鸟似的。由于我本人只研究北方植物，因此到了这里，我要听专家的话，而且还要听小朋友的话。这几个让我很听话的小朋友分别属于当地的哈尼族和傣族。小玉是个傣族小姑娘，她认识很多种热带树种，但从她口中说出的树木名称我根本听不懂，也记不住（都是傣语名词），她从地上捡起两颗青绿色的小果实，自己放在嘴里一颗，开心地嚼着，又送到我嘴里一颗，我只嚼了一下，那又酸又苦又涩的汁水便溢了出来，我刚想吐，但看到小姑娘正笑眯眯地望着我，那眼神中充满了期待，于是乎，我除了大口大口地把苦水往肚里咽之外，别无他法。可嚼着嚼着，忽然从舌头尖儿到喉咙根儿都充满了一种甜滋滋的味道，这时我喝了一口水，没想到这水也是甜滋滋的。我吐出一颗有棱有角的核儿。我知道了，这果实是橄榄的一种。只是与我们平常见到的有点儿不同，平常看到的是两头尖中间圆的，这种只是浑圆的而已。

转过天来，我在勐仑镇的集市上见到了这东西，用喝水的茶杯做量具，一块钱给一杯，我买了一些，准备回家去泡酒，因为在景洪的餐馆里我也尝过了用鲜橄榄泡制的酒，酸苦之后，也是回甜的，有独特的风味儿。回想起来，这味道我是熟悉的，只是没有那么强烈而已，因为我在药房品尝过的橄榄（青果，一种无糖的干制橄榄）是晾干了的。

橄榄的滋味就是刚入口时干涩酸苦，不得滋味，慢慢嚼之才感甜香满颊，清爽怡人，就像忠谏之言乍听逆耳，回过头来方感忠心一片，因此橄榄又有"谏果"之称，只是皇帝的耳朵不如舌头好使，谏言的回味远不比"谏果"快，往往还未尝出

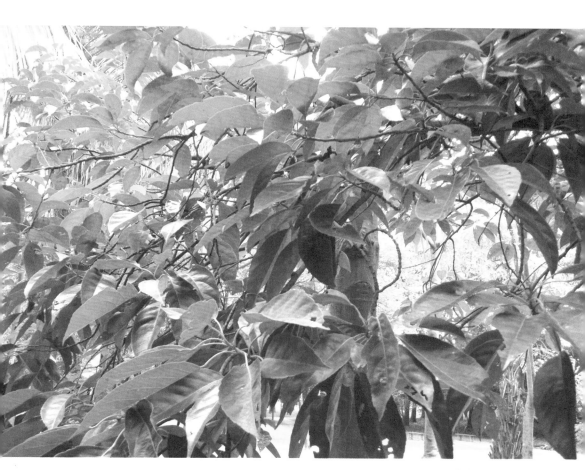

枝叶繁茂的橄榄树

忠心，那忠臣的脑袋已经搬家了。

橄榄出产自闽、粤、台、滇等地，其中以福州、潮州最为著名，不仅品种多，如丁香、檀香、惠圆等，而且吃法也多，有十香榄、甘草榄、蜜饯榄、酱榄等，均别具风味。橄榄含有多种对人体有益的醇类、糖类和铁、钙等矿物质，不但营养丰富，还有很高的药用价值。橄榄入药称"青果"，其性平和，能清热润肺，解毒利咽喉，可用于咽喉肿痛、咳嗽、烦渴、酒精中毒等症。喉科常用的青果丸、铁笛丸、清咽灵片就是以橄榄配伍麦冬、玄参、板蓝根、木蝴蝶等制成，治疗因肺热、毒热伤津引起的嗓音嘶哑、喉咙红肿等症。平日用敲扁的橄榄两三枚配胖大海一个泡茶，也能润喉、保护嗓子。橄榄还能治咳嗽，它和麻黄、白果、石膏等配伍制成的止嗽青果丸适用于痰热壅盛型的急、慢性支气管炎。用鲜青果10枚加少量冰糖熬水代茶饮还可辅助治疗小儿百日咳。

《本草纲目》上记载了这样一则故事："吴江一富人，食鳜鱼被鲠（鱼刺）横在胸中，不上不下，痛声惊动邻里，将死，忽遇渔人张九，令取橄榄与食，时无此果，便以核研末，急流水调服，（鱼）骨遂送下而愈。"后来据这位渔人所述，是听了父辈有用橄榄木做船上的鱼篦，看到鱼常触篦而浮，方知鱼畏橄榄，故用此方治疗。这样的解释显然不够科学，但历代方书中确有不少用橄榄治疗鱼骨鲠喉的记载，如宋代寇宗奭的《本草衍义》等。近年发现，用橄榄煎液湿敷外用可治疗急性皮肤炎症及溃疡，古人大概就是用了橄榄消炎、收敛的功效控制了炎症，从而减轻了疼痛，减少了渗出，最终达到创口平复、异物排出的目的。看来橄榄真是药食两用的珍品，元代洪希文有诗赞云：橄榄如佳士，外圆内实刚。为味苦且涩，其气清且芳。侑酒解酒毒，投茶助茶香……虽云白霜降，气味更老苍。

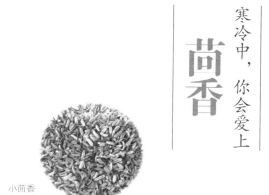

寒冷中，你会爱上

茴香

小茴香

茴香　入药始载于《新修本草》，为伞形科草本蔬菜 *Foeniculum vulgare* 的种子。具有驱风祛痰、散寒、健胃和止痛的功效。

　　韭菜与茴香都是做"馅儿"的好材料，不论包包子、包饺子还是包馄饨，都好吃，以香气浓郁、促人食欲著称。早先，城郊菜地还多的时候，常见这两种蔬菜并排种着，想买新鲜的，花不了几个钱，跟熟识的菜农要把镰刀，现割现捆就是了。之所以人家放心叫我自己割菜，原因是看咱干活儿讲究方式方法，这可跟植物学有关。

　　韭菜和茴香一样，其采收方式都是拿镰刀收割，只是韭菜是多年生植物，萌发幼芽的生长点在肥嫩的地下茎上，即使贴着地皮割也不会死，而茴香就不一样了，茴香是一到两年生的草本，生长点在地上，收割的时候要离地面高着些。

　　除嫩苗能做馅儿外，茴香干燥的果实细小如稻谷，又被称作小茴香或谷茴香，是烹煮肉类时常用的调料，在制作卤鸡、卤鹅、酱牛肉、烧羊肉等卤味、酱味食品中更是必用之品。

　　关于这个名称的由来，梁代大医学家陶弘景曾说："煮肉者，下少许，即无臭气，故曰'回香'。"但我认为，茴香原产欧洲南部及西亚，古时这些地方被称作西域。它的传入，当在汉代张骞打通中西方通道后，从西域经河西走廊传入中原。由于西域地区的居民普遍信奉伊斯兰教，而古代史书中曾把该地区的穆斯林统称作"回回"，故从该地传入的香料被称作"回香"也就不足为奇了。

小茴香除作调料外，还可入药，主要是为了祛寒止痛、理气和胃。对寒湿、气滞引起的子宫虚寒、腰背冷痛、肚腹胀满、大便溏稀及疝气等有很好的疗效，临床多与肉桂、沉香、乌药等温中、理气药物合用。治疗妇女因贪凉受风、冒雨涉水及气滞等原因造成的痛经，可在月经前3天用小茴香15克研末冲服，连服3日，能起到温经祛寒、行气止痛的作用。

小茴香又能理气和胃，如遇胃寒呕吐、食欲不振、胃脘胀痛者，可与干姜、木香等配伍使用。慢性胃炎、胃及十二指肠溃疡的病人表现出胃脘冷痛、喜温、畏寒肢冷等症状的，可用小茴香100克、生姜200克同捣，再炒黄研末，于每日早晚用

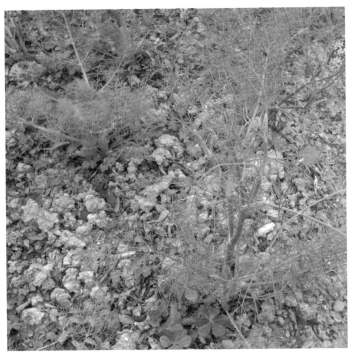

开黄花的茴香

小米汤送药 10 克治疗。

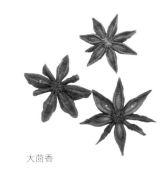

把小茴香炒热，装入布袋中温熨胃脘或小腹，对上述胃痛或寒凝引起的腹痛及痛经都有良好的止痛效果。现代医学研究表明，小茴香治疗胃肠道病症的机理在于其细胞内含有丰富的茴香油，该物质能刺激胃肠道蠕动，可帮助排除气体、减轻疼痛，故临床多作为安全高效的消胀药使用。

大茴香

茴香油中的茴香脑成分还有抗菌功效，可帮助杀灭胃肠道中的有害病菌，促进炎症及溃疡的痊愈。

药物中被称作茴香的，还有木兰科八角茴香树的果实，也就是调料中的大料（八角），入药称大茴香。此物与小茴香的药用功能相似，但气味偏于浑厚，不如小茴香辛燥香烈，理气、散寒的作用也相对逊色多了。

香菜

药引子

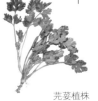

芫荽植株

芫荽　入药始载于《嘉佑本草》，为伞形科草本蔬菜芫荽 *Coriandrum sativum* 的全草。具有发表透疹、健胃的功效。

　　胡荽就是香菜，也叫香荽、芫荽。它的命名与历史上的两位大人物有关。第一位是张骞，《博物志》中记载：张骞出使西域，从胡地带回的种子里就有胡荽、安石榴、苜蓿等。也有人说，该书是西晋张华集录的志怪小说，里面所载的事情不足为凭。但东汉的《说文解字》中已有了"荽"字并注解，三国时华佗也有关于食用胡荽禁忌的论述。由此看来，胡荽的传入即使不赖张骞所携带，也应离此不远，该是在西汉前期，那时代的人们正沉浸在"向往西域"和开拓"丝绸之路"的热潮中。第二个人是石勒，就是十六国时后赵王朝的建立者。他本是胡人，自从做了中原的皇帝后大概是缘于自卑，很忌讳有人提这个"胡"字，便下令将全国的胡物改名，胡人改称国人，胡饼改称麻饼，胡荽也就叫成香荽了，再后来，又有了香菜、芫荽等名字。

　　胡荽的老家在地中海沿岸，那里的夏季酷热而干燥，冬季却凉爽多雨。它和仙客来、风信子等典型地中海植物一样喜冷凉，畏炎热，凉快的时候长得嫩生生、油绿绿的，等天气一热就要迫不及待地开花、结实，暑天没到，它已经倒下休眠了。因此，春、秋季节的香菜粗大肥嫩，香气也浓郁，夏季的香菜不仅细小、纤维粗糙，香气也不那么清醇了。

古人认为，胡荽气味辛温香窜，以全草或种子入药能驱除进入人体四肢百骸的邪气，历来被中医用作疏散风寒的解表药，李时珍说它"内通心脾，外达四肢，能辟一切不正之气"。在临床，外感风寒引起的恶寒发热、头身酸痛、寒战、鼻流清涕等感冒初起症状，就可以用胡荽葱白汤治疗。以前，我曾想当然地以为，胡荽和葱白都是居家过日子的调料，无论如何也是赶不上正经中药材好用的，但直到有一年秋天，不经意的一件小事儿却使我改变了以前的看法。

家住北山根儿底下的常二哥是我上山采药时的房东与向导。每次进北山，我都喜欢住他家。他们家的房子虽然是老旧的，但炕上的被褥被里儿、褥子里儿，永远是雪白的；饭碗、茶缸子，永远是雪白的，而最吸引我的，还是每次下山后，常二嫂子给做的那一锅热气腾腾的，撒了大把香菜的热汤面。我曾问过二嫂："这面怎么就这么香呢？"二嫂笑着说："没啥，你二哥就喜欢多放香菜的汤面，这不，我

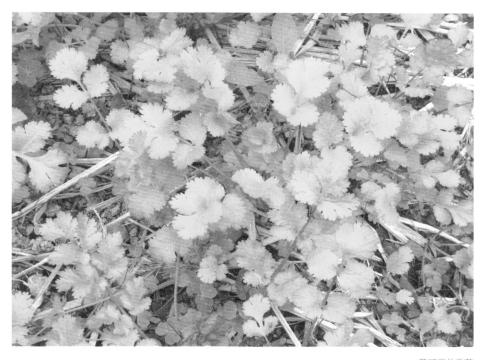

菜园里的香菜

采药去

们家的面汤里放的是刚从地里摘的鲜香菜，可不香呗？""哦，鲜香菜。"可不是嘛，一进他家院门儿，就发现窗根儿底下开了一小片地垄，种的都是香菜。

有一年，已经是深秋季节了，我又跑到山里玩儿，推开他家院门儿，见常二嫂子正在院儿里费劲巴力地踮着脚往高堆上码柴火呢。我一见此，嗔怪道："哎哟喂，这活儿您等我二哥回来干多好啊！"二嫂一见是我，赶忙迎了过来，说常二哥前儿晚上受了凉，结果昨儿一早上就烧上了，现在还在床上躺着呢。

"出汗了没有哇？"我问。"要是出汗不就好了吗？汗也不出，还直喊冷，真急死人了。"二嫂眉毛拧了疙瘩。我赶紧进屋上炕，一摸额头，好么，小火炭儿一样，再一把脉，腾腾打手，又紧又弦，看了舌相，问了病史，对地下站着的二嫂小声说了句："没啥，风寒感冒，吃过药了吗？""我们家只有这个。"一看，常规药——感冒清热冲剂。"行，这也对路，就是我二哥身体壮实，着了凉，寒气不容易出来，这点子药力对他没啥作用，家里还种着香菜呢吗？""就留了几棵打籽儿的，都长老了，还能用吗？""多薅点儿，就拣那老的，味儿冲的。""哎——"

"您找个砂锅，在里面冲上两包儿感冒冲剂，搁火上熬，把香菜洗干净切成末末，剥棵大葱，把葱白切碎了，等药熬开了就撒进去，用筷子一搅和就起锅，稍微凉点儿就给他灌下去，盖上被子别动，我到坡儿上去找点柴胡、荆芥……一会儿我就下来。"在实在没辙的情况下，我无可奈何地用上了"芫荽葱白汤"。

谁知，来到坡上，盛夏时节原本长药材的地方，早被那贪嘴的山羊"修剪"成了草坪，没法，往更高的坡上走吧。到了更高的坡上，由于海拔高，温度低，这里的草已经开始枯黄了，只能再往更远离人群的中山区跑……等我空着两手回来的时候，已经是满天星斗了，推门一看，常二哥披着棉袄，坐在床头，正等我吃饭呢。"怎么样？"我问。"真行，你一走，就把药给他灌下去了，没过多会儿这汗就下来了，烧刚退，也有精神头儿了。"二嫂说。"兄弟，你给那平常药里放上点儿菜怎就管用了呢？"二哥问。"嗨，我也是没辙了，你们家别的什么药也没有，我就多用了点儿'药引子'！""你这药引子还真管事儿！"二哥高兴地说。

嫩老倭瓜炒着吃

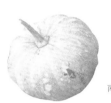

南瓜

南瓜子　入药见于《现代实用中药》，为葫芦科草本攀援蔬菜南瓜 *Cucurbita moschata* 的种子，具有驱虫的功效。

　　北方人管叫老倭瓜的，在南方，被称作南瓜。但不管南方还是北方，只要到了缺菜少粮的山区，它就成了宝贝！第一，它耐贫瘠而高产。无论沟边儿地坎儿，房前屋后，即便是多石少土的地方，只要有块巴掌大的地盘儿就下棵秧，而且既不占人工，也绝少用肥水，只靠老天爷的雨水和土里的养分，到了秋天，就给你在秧上结出大大的瓜来，一个足够一家大小一天的菜。第二，它耐储存。老倭瓜的皮厚，特别耐储存。我就曾看到，山里的农民老大哥，一到秋天，就把皮肉完好的大倭瓜挑出来，按大小个儿摆起来，从地下一直摆到屋顶，他们那里的倭瓜又大又扁，最大的有磨盘那么大，当然是放在最下面，次一般大的往上码，于是乎，大磨盘、中磨盘、小磨盘便塔一样地摞了起来，足够全家吃一个冬天。第三，营养含量高。有道是"瓜菜半年粮"，对老倭瓜来说，更是如此。老倭瓜果肉致密，当粮当菜均可，富含糖分，又面又甜，非常解饱，又有很好的药用价值，李时珍在《本草纲目》中说，南瓜性甘温无毒，有补中益气的作用。此外，南瓜子带壳生嚼咽渣，还能治疗绦虫病，堪称不错的保健食品。

　　记得一次采药途中，与南瓜结下了不解之缘，从此便爱上这种乡野美食。那是

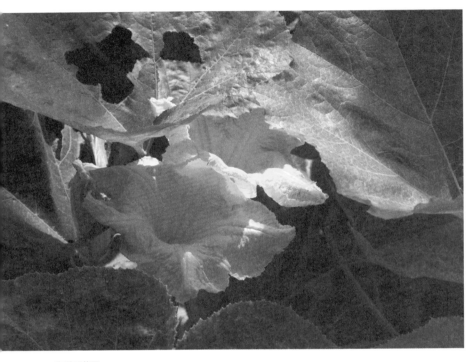

南瓜开花了

一年的仲秋，我们几个爱采药的"小大夫"结伴儿进山采药，行至密云县石城乡境内，天色已晚，又下起了牛毛细雨，走了一天的我们，又湿、又冷、又饿、又累……脚下，是弯曲无尽的盘山公路；两旁，是青黑陡直的群山；沟里，流淌着清澈的白河，这里离我们预想中打尖住店的地方大约还有二十里路的样儿，也就是说，快走也要俩钟头才能有旅馆、热水和饱肚儿的饭菜。忽而，前面闪出条岔路，道路通向一片杨树林，树后隐约露出几片屋瓦。我们快步走了过去，果然是个十几户人家的小村儿，村边儿的一户人家还开着门儿，有个十几岁的小女孩儿正往院儿里抱柴火。我忙过去问："哎，小姑娘，你们村儿哪家儿有空房啊？"小姑娘看我们这一身狼狈样儿，放下柴火，竟然一脸豪气地说："住我们家吧！"那神态仿佛是个大侠救了一帮子落难的客商。"妈，烧水！有客人来啦！"我们欣喜地跨进院门，大黄狗狂吠不已，幸亏有链子拴着。当家的是个大嫂，身边有俩孩子，那女侠般的姑娘是大的，她还有个小兄弟，使劲儿拽着扑向我们的大狗。大嫂招呼我们进屋，屋里没凳子，我们在炕沿儿边上靠了一溜，我上前道明借宿的事，大嫂蛮爽快地说，住吧，保证比旅馆舒心。原来，大嫂的男人在外当兵，是个见过世面的人。

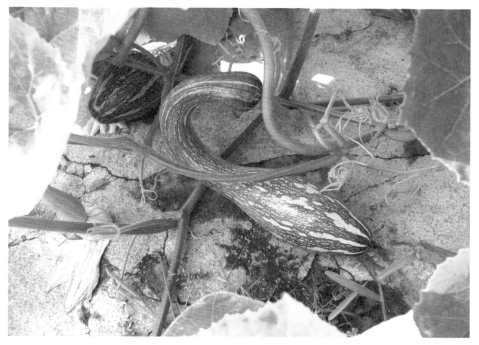

嫩老倭瓜

不一会儿，小姑娘指挥我们几个大老爷们把小桌儿抬到炕上准备开饭，我们嘻哈地盘腿儿坐上了热炕头儿，浓浓的暖意包围着我们。大嫂这时端上一大盆金黄的、新小米儿熬的、喷香的稠粥。小弟弟端来一摞蓝边大碗，啪啪啪地发到我们面前，我们让他，他不理我们，只是站在地下笑，笑我们哧溜哧溜地抢粥喝。等我们每人都喝下一大碗的时候，小姑娘又端来一大盆炒西葫芦片儿样的菜，"哟，菜还没炒得你们怎么就吃上了？！"在我夸赞着粥好的同时，旁边的一群饿狼已经开始抢菜吃了，别说，这菜的卖相儿还真不错，这瓜片儿切得薄薄的，青黄相间，上面好似勾了一层薄芡，亮晶晶的，还是拿葱花儿炒的，香气扑鼻，咬在嘴里，青皮脆嫩，黄肉细软，还有种淡淡的鲜甜味。我知道我们这里有人要露怯了，果然，在家掌勺儿的那哥们儿扯着大喇叭嗓子嚷开了："嘿！你们家炒西葫芦可真好吃！搁糖了吧，还勾芡！"我噗的一声，差点喷饭！小姑娘也乐了，"哈哈哈哈，这炒的是嫩老倭瓜，本来就是甜的、黏糊的，根本用不着勾芡！""哦，嫩（重读）老倭瓜，怪不得啊！"我们那哥们儿长了学问似的回话。

"谢谢啊，嫩老倭瓜，还在长呢，这会儿摘了怪可惜的，我们真是打搅啦……"我不落忍地说。"老倭瓜嫩着炒好吃，我们这儿没啥好招待你们的，你们先将就就粥吃吧，贴饼子一会儿就得！"大嫂掀门帘儿进来答道。

饭后，雨停了，我踱到飘着柴草气息的小院儿里，微微的秋风拂过面庞，月亮从云彩里钻出来，照在她家土墙上，肥大的倭瓜叶挨挨挤挤地随风摇动，隐约间，墙上露出三五个还在成长的嫩老倭瓜。此情、此景，在我历经多少年风雨之后，依然清晰如故……

不容错过的小果品——

桑葚

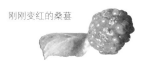
刚刚变红的桑葚

桑　入药始载于《神农本草经》，为桑科乔木桑 *Morus alba* 或同属植物鸡桑 *Morus australis*、华桑 *Morus cathayana*、蒙桑 *Morus mongolica* 的叶、果实（桑葚）、根皮（桑白皮）。桑叶功可疏散风热、清肺润燥、平肝明目、凉血止血。桑葚能补肝益肾、生津润燥、乌发明目。桑白皮具泻肺平喘、利水消肿之功效。

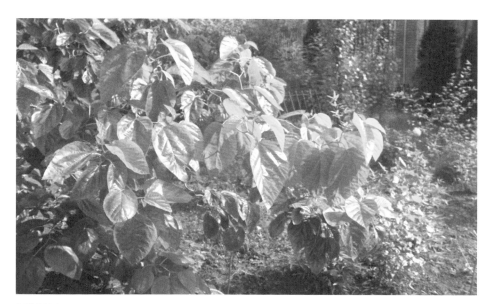
肥嫩的桑叶

早年间，黑白桑葚、红尖儿黄皮儿的小水桃儿以及南来的白沙枇杷，都是北京最早上市的一批鲜果品，它们还有个笼而统之的名字，叫作五月鲜儿，因为产量少、上市早，所以卖得都很贵。以前家里虽然买不起，但我却吃得到！

　　在北京动物园的后身儿，有座五百年的古庙——真觉寺，也称五塔寺，这里以明成化年间修造的金刚宝座塔闻名于世，在我看来，一瞅见巍峨别致的塔，就算得到了满肚子的新鲜水果。

　　原来，动物园里的长颈鹿啦，羚羊啦，角马啦，都爱吃桑树叶，那东西营养可丰富了。于是，这座有百年历史的老动物园便在五塔寺——这座荒芜了近一个世纪的古庙周围，种了好多的大桑树。这里的大桑树有个特点，每棵都长得犹如盆景般的疏朗俊秀，枝干如虬龙般好看，别看都几十岁的树龄了，但是它们的个头儿都不高，这是因为动物园里有许多优秀的老园艺师傅，为了桑叶的品质优秀，同时也是为了采摘方便，他们常年对这里的桑树进行精心细致的修剪。

　　每到春末夏初，叶间青青的桑果就开始菁菁葵葵地冒出来，并逐渐变色了，有的变得又白又肥，有的则渐渐变红，然后变紫、变黑。等到桑葚养到最肥最漂亮的时候，我们就成帮结伙地"解馋"去。树不高，骑在树杈儿上，伸伸手就能摘到，有道是"宁吃鲜桃一口，不吃烂桃一筐"。这吃没下树的桑葚，岂是一个鲜字了得，首先是刚拿到嘴边，一股桑叶的清香味儿直冲鼻腔，勾起津液阵阵，然后轻轻一咬，甘甜的汁液溢向两颊，回味起来，还有些微酸，但这样的感觉都是刚上树的时候，等到大把的桑葚揉入嘴巴里，就顾不上什么清香跟回味了，那感觉，就是甜。可真甜啊，比任何大路水果都甜，那时的小孩儿平日里也没有什么零食，好不容易有这么一次感觉甜的机会，直到吃得嘴巴成了茄子色（我记得那里的桑葚是紫的多，白的少），方才心满意足地下得树来。

　　我觉得，桑葚就是那种不经意间就会错过的小果品，这缘于它的上市时间特别短，短到只有端午节前后的几个星期；它还不耐贮藏，买回来如不马

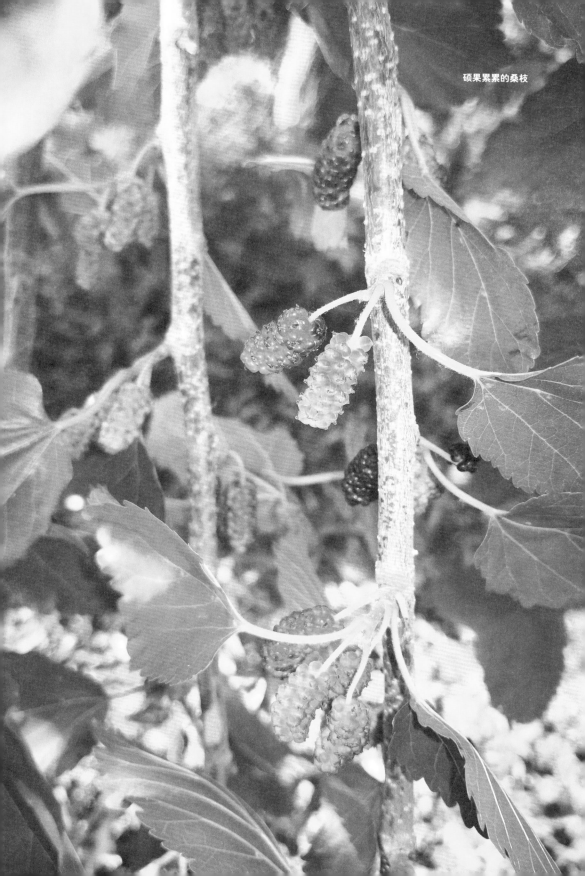
硕果累累的桑枝

上吃光，很快就会变质。因此，长期以来，桑葚充其量只能算作应节的小零食、野果子，或蚕桑业的副产品而已，不被重视。可就在近些年，桑树的果用品种忽然大量地种植起来，加工桑葚制品的企业也纷纷上马，而产品都到哪儿去了呢？这叫国人确有些摸不着头脑。

现如今，"回归自然"之风骤起，东方医药典籍中一些纯天然的健康食品越来越多地受到西方世界的青睐，桑葚就是其中之一。中医自古以桑葚为滋补良剂，不仅应用于各种虚证的临床治疗，还被视为一种绝佳的养生食品，宋代药物学家寇宗奭就曾夸赞其为"桑之精英尽在于此"。今天所培育出的果用桑树，不仅产葚量多，而且葚大多汁、肉质细腻，有些品种还无种子；口味也是多种多样，有微酸适度的，有酸甜可口的，还有甜得沁人心脾的。这些高品质的桑葚及其制成品——果汁、果酱、果酒等，被不声不响地出口到欧美等市场，这就是其"墙里栽花墙外香"的原因了。

那如何食用桑葚才堪称健康呢？桑葚的黑白两个色系品种，均清香蜜甜、柔软适口。中医入药多选取黑桑葚，原因是其所含营养物质各有不同。黑桑葚有滋阴养血、补肾益精、生津润肠、解毒利水、安神定志等功效，可广泛应用于年迈体弱、阴虚血少、肾虚精亏所引起的疾病，如眩晕、目暗、耳鸣、失眠健忘、须发早白、大便秘结、小便频繁、关节不利等症。食用新鲜的桑葚不仅能够祛病健身，还能醒酒、解酒毒，醉酒之人清醒者可自取嚼服，神志不清者可榨汁灌服。桑葚入药一般将其干制后与地黄、枸杞子、女贞子等补肾益精药配伍使用，也可借鉴《本草衍义》中的做法进行炮制，不仅耐储藏，而且能有效地保存桑葚的营养成分。具体方法是将其洗净后，用瓷勺碾碎，以纱布滤取原汁，放砂锅中熬成稀膏，再量其多少入蜂蜜熬稠，倒入瓶罐中密封后冷藏，注意在炮制时切勿接触铁器，于每日临睡前取一茶匙，用温开水化开服用，对上述病症的恢复有改善作用。值得注意的是，桑葚性属寒凉，儿童、经期妇女及虚寒病人则少食为宜，否则很容易引起腹泻。

老玉米

全身是宝的

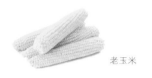

老玉米

玉米　入药始载于《本草纲目》，为原产墨西哥的禾本科粮食作物玉米 *Zea mays* 的花柱和柱头。具有利尿消肿、清肝利胆的功效。

　　老玉米又叫棒子。掰棒子，体验过吗？不过，我这里说的不是狗熊，而是人，掰棒子就是收获玉米。每逢八月中、晚棒子成熟了，此时要把这高秆儿作物砍倒，把地腾出来种植秋冬作物，这就意味着满眼的"青纱帐"要在几天工夫里变成一片"白地"，田地里的各色小动物都会躲到田间的几堆秸秆下面。这是捕捉蟋蟀、蝼蛄、蟾蜍、蜘蛛、蜈蚣这些虫类药物的好机会，所以我经常在这个季节下乡采药。

　　除了"捉虫子"，我还帮熟识的乡亲们掰棒子。棒子秸，要在离地不到半尺的地方拿镰刀砍断，砍断的地方是斜茬子，很锋利，因此绝对不能让小孩儿在刚砍完棒子的地里跑着玩儿，如果不慎绊倒，身体摔在那些"斜茬儿"上，是非常非常危险的事情。把砍倒的秸秆连同上面结的老棒子抱到一处（当时还不懂得秸秆粉碎还田的好处，过后是要把秸秆拉回家烧火做饭用的），就开始坐在地里掰棒子，即把成熟的棒子掰下来，再剥去外面的苞叶和棒子尖上的须子，剩下金黄饱满的棒子堆在一起。这活儿大部分是妇女、老人和孩子做的，我也找个小板凳儿坐在边上帮他们一起掰，顺道儿聊大天儿，因为那时天还热，因此多在傍晚的时候开干，直干到

143

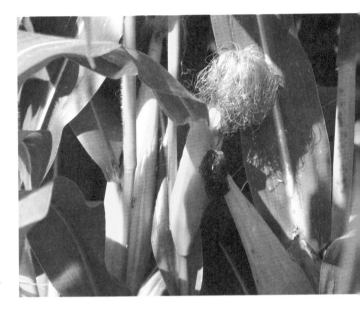

玉米成熟了，丝状的花柱及
柱头还保留在玉米棒子上

看不清东西，全家大小再把棒子装进麻袋，推着小独轮儿车回家吃饭。

第二天一早，吃罢一顿香喷喷的玉米面窝头和棒渣儿粥，别人都忙别的去了，我还得拿个口袋回到昨天忙过的地方，就是堆着一大堆棒子秸、苞叶和须子的地方干我该干的活儿，捉虫类药吗？不是，是捡拾其中成绺儿的玉米须儿。原因是，这是一种好使但不好买的好药！玉米须，其实就是玉米的花柱及柱头，呈丝状，这东西生在玉米棒子的顶端，也叫老玉米胡子，它性平，味甘、淡，具有退黄疸、利尿消肿、止血等功效，属中药里的利水渗湿剂，可用来治疗泌尿系统感染或结石、水肿、黄疸型肝炎、胆囊炎、胆道结石等症。它能与好几种中草药合用，治疗急、慢性肾炎、膀胱炎，用玉米须、车前草等煎水当茶喝，能改善水肿、小便少等症状；患有慢性前列腺炎的病人，可用玉米须、马齿苋泡茶喝；治疗胆囊炎、胆道结石、黄疸型传染性肝炎可用玉米须与茵陈泡茶喝。近年来，人们发现它还能有效地降低血压、血糖，且安全无毒、服用方便。平常用玉米须50克煮水当茶喝，不仅清香微甜，还能够防治高血压病、糖尿病、动脉粥样硬化症的发生，并有减肥的功效。

中国有句老话叫作"民以食为天"。因此有人说，欧洲人发现美洲对人类最大

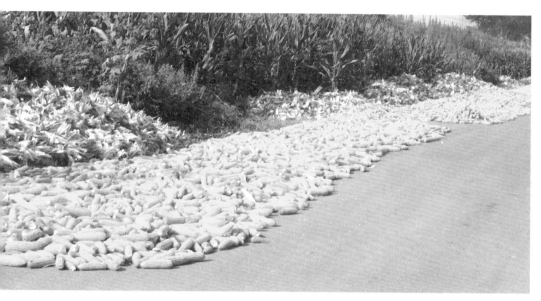

公路旁晾晒的老玉米

的贡献就是带回了玉米，当然还有甘薯、土豆、南瓜、花生等高产作物的种子，使它们播撒到全世界，极大地补充了粮食的供给，缓解了人口增长带来的压力。而大约在明朝中后期，这些大洋彼岸的物产陆续登上了中国这片大陆，使东方人有幸吃到了金黄的棒子面和甘甜的烤红薯……尤其是玉米，每100克玉米籽粒能提供365千卡的热能，比高粱、大麦都高，籽粒中的蛋白质、脂肪、维生素等含量也比稻米等粮食多，再加上高产、种植范围广等特点，已成为仅次于小麦和水稻的"天字第三号"粮食作物。在中国，北起黑龙江的讷河，南到海南岛，几乎各省都能见到大片的玉米地。此外，玉米全身都是宝，不仅须能入药，还有玉米根儿、玉米叶儿，《本草纲目》上说它们能治疗小便涩痛、淋沥不尽、结石等症状，与玉米须的作用相差不多。玉米本身也是营养丰富的健康食品，有补脾开胃的作用，它的纤维比其他细粮的纤维粗，进入人体能够刺激胃肠蠕动、加速传导，可有效地预防便秘、肠癌的发生。玉米能加工成数百种食品，食用方法以蒸煮最能保存其营养及药用价值。用玉米胚压榨出的玉米油味道芳香，富含对人体有益的亚油酸、维生素E、卵磷脂等，经常食用能降低血液中胆固醇含量，是动脉硬化症、冠心病、高血压病、脂肪肝、肥胖症病人的优良保健用油。

凤仙花
有几个名儿

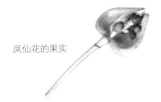

凤仙花的果实

凤仙花　入药始载于《本草纲目》，为凤仙花科草本植物凤仙花 *Impatiens balsamina* 的花、种子（急性子）、茎秆（凤仙透骨草）。凤仙花具有祛风除湿、活血止痛、解毒杀虫之功，急性子可破血、软坚、消积，凤仙透骨草能祛风除湿、活血止痛。

　　凤仙花，是胡同居民最喜爱种的草本花卉。记得幼时邻院儿张奶奶家的花圃里种了不少花，有些花，像芍药、月季之类的"娇贵"花是不让我们这些小朋友动手摸的，为了满足小朋友们赏花之余还要"上手"的愿望，张奶奶特意在花圃外围种上了一圈儿像凤仙花这类皮实易活且花繁叶茂的草本花卉，并教小朋友栽花儿、认花儿、戴花儿、如何采收种子等园艺知识，现在回想起来，我的养花之好，大概也就是那会儿培养起来的吧。

　　凤仙花有二尺来高，叶似桃叶，到了夏天便层层叠叠地开满娇艳动人的花朵，有粉白也有雪青，有浅紫也有深红，单瓣轻盈，重瓣丰满，各具风韵。它还有个别名儿叫指甲草儿，原因是用它的花瓣儿捣烂了，能染女孩子喜欢的红指甲。这一点，台湾女作家林海音在反映旧京生活的小说《城南旧事》里描述得最为生动："秀贞摘下来了几朵指甲草上的红花，放在一个小瓷碟里，我们就到房门口儿台阶上坐下来。她用一块冰糖在轻轻地捣那红花。我问她：'这是要吃的吗？还加冰糖？'秀贞笑得咯咯的，说：'傻丫头，你就知道吃。这是白矾，哪儿来的冰糖呀！你就看着吧。'她把红花朵捣烂了，要我伸出手来，又从头上拿下一根卡子，挑起那烂玩意儿，堆在我的指甲上，一个个堆了后，叫我张着手不要碰掉，她说等它们干了，我的手指甲就变红了，像她的一样，她伸出手来给我看。"

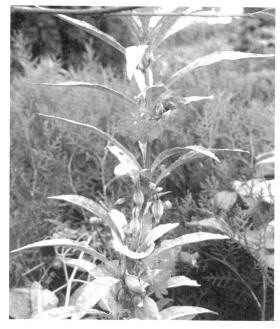

结果的凤仙花

在指甲油还没发明的时候，女孩子们大多是这样染的红指甲，凤仙花里的色素是良好的着色剂，而白矾是良好的定色剂，能够使色素稳定，二者结合，能让女孩子的指甲变得娇艳动人，还有杀菌消毒的作用，能有效地预防和治疗那令人生厌的甲癣（即灰指甲）。由此看来，化妆品还是纯天然的好啊。

此外，凤仙花儿还有它好玩儿的特色，不过，那得等它的花儿开败了，露出毛茸茸果实的时候去玩儿。凤仙花儿的果实表面有毛，上圆下尖，像个倒挂着的小毛桃儿，刚一入秋，这小毛桃儿就会变红，你那时就要留意采收种子了，不然它就会在某一天，噗地一声炸裂开来，把珍贵的种子弹射到四下里，仿佛一刻也不愿多呆似的。所以每当看到果实红得差不多了，我们就用小拳头将果实笼住，轻轻攥它一下，它会很大劲头儿地在手里炸裂，像小虫子在翻身似的。每当这时，我们都会心一笑，不光是为了好玩儿，而且是因为自己选对了种子。以前有好几次，为了给张奶奶收种子，把青青的大果子给攥炸了，收了好些个种不活的生种子，张奶奶虽然没说我们什么，可我们心里还是挺难受的。后来大家都有了经验，就能够分辨出哪些是成熟的种子，哪些是未成熟的种子啦。

直到读了医科，我才得知，凤仙花的种子入药称"急性子"，也是缘于它的这个特性，真是再贴切不过了。

此外，凤仙花还有一个名字，叫"透骨草"，解释起来就不那么容易了。"透骨草"一词出自中医，是形容一种草能够活血通经、透骨止痛。由于有"透骨"作用的草太多了，为了区别，把这一种又称为"凤仙透骨草"。

凤仙花以整个儿植株的地面部分入药，全草味苦，辛温有小毒，能祛风湿、活血，可治疗慢性风湿性关节炎、关节疼痛，临床多配伍桑枝、木瓜、羌活等作汤剂或外用药，有活血散瘀、消肿止痛的作用。 而"急性子"呢，是重要的妇科药，中医用它来治疗妇科的经闭腹痛同样有效。

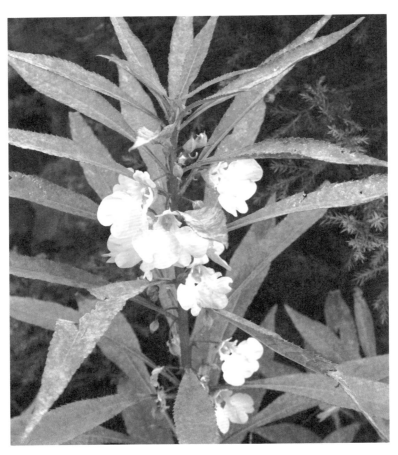

凤仙花

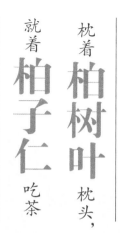

枕着柏树叶枕头，
就着柏子仁吃茶

侧柏　入药始载于《名医别录》，为柏科乔木侧柏 *Platycladus orientalis* 的种子和叶。其叶具有收敛止血、利尿健胃、解毒散瘀之功，其种子可安神、滋补强壮、润肠通便。

仲秋时节，难得偷来半日闲，饭吃饱了在中山公园里找个长椅看上半天儿书，也是蛮惬意的，这里是明清的社稷坛，有的是高大的古柏，秋凉时节，晌午的阳光透过扶苏的针叶，麻麻花花地透到衣衫上，暖洋洋的那么舒服。

微风吹过，扑簌簌地落下一阵细雨似的微小籽粒，落到书本上，衣衫上，领口里，是在告诉你：又到侧柏传播种子的时候了。《史记》上说：松柏是百木之长。但从实际看来，松树的生命力是远不及柏树的。三百年以上的松树已属凤毛麟角，可北京故宫、景山、天坛、太庙和这社稷坛内森森的古柏至今苍翠葱茏，其中不乏三五百年的大树，而陕西黄帝陵、山东岱庙的汉柏据说已有两千多岁，是汉武帝时所植。

柏树有很多种。叶片针状，摸着扎手叫桧柏。树叶侧扁，摸着不扎手的叫侧柏，上面所说的庙堂宫殿里所种植的多是这种。此外还有铅笔柏、龙柏和带香味

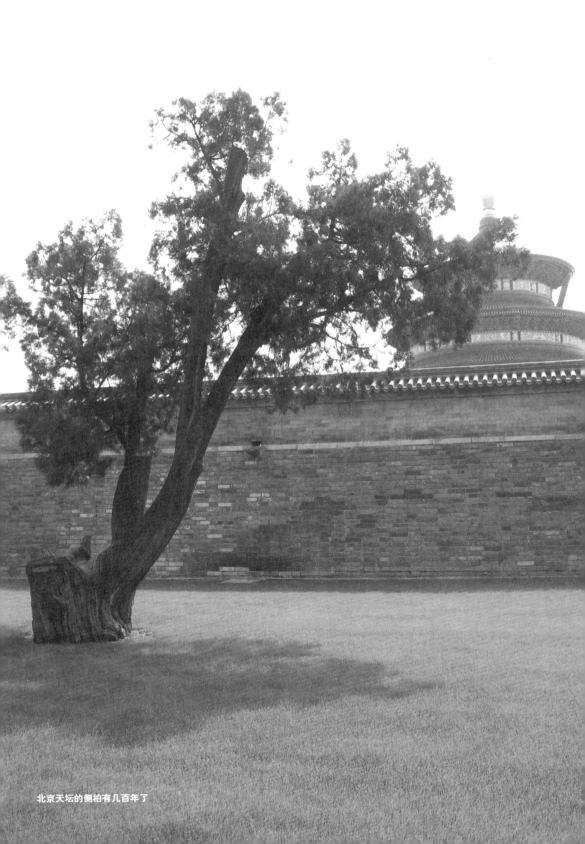

北京天坛的侧柏有几百年了

的香柏等。

　　侧柏的种子、叶片可作药用，这是其他柏树所不能取代的。《本草纲目》中就有"入药惟取叶扁而侧生者"的说法。这大概是人们对侧柏的种植、利用均早于其他品种，对它的药性了解得确切的缘故。

　　侧柏以树叶和种子入药，树叶儿入药称侧柏叶，可以凉血、止血、安神。记得念医科的时候，一到放假，便养成一个夜里看书画画儿，白天睡大觉（有采药安排的日子除外）的坏习惯，到了开学，生物钟不得不颠倒过来，结果，晚上睡不着，白天没精打采。好心的班主任给我的失眠支招儿，"你不是总爱上山上采东采西的吗？你到西山上揪点儿没打过药的柏树叶儿，晾干了，做个枕头芯，那东西是安神的，没准儿管用"。哎，对呀，侧柏叶的香味儿能安神，这使我也想起了在文献里曾看到侧柏叶提取物，能"明显减少动物之自主活动，故有中枢镇静作用"。于是乎到那野山上，撸了好几把含挥发油成分多的嫩绿叶子，回家用剪刀剪碎，摊在背阴儿处阴干，找了个小号儿的枕头皮儿倒了进去。晚上，仍没有睡意的我，初试新枕头，往下一躺，扑簌簌的松软，不一会儿，那清香味就隐隐地泛了出来，和花香一样，特意去嗅它，并没什么味道，可不经意的时候，会闻到一股树林中的气息。我享受着，回忆起儿时在天坛古柏林下长椅上睡着时的情形，不觉放松，不觉入睡……

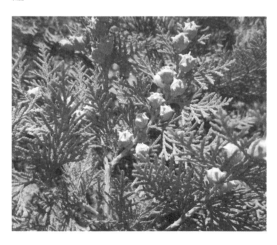

侧柏的果实

柏子仁

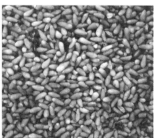

侧柏的种子入药称柏子仁，是去壳后的干净果仁儿，富含油脂，甘甜质润，能补心脾、滋肝肾，是养心安神的良药，也是老人治疗便秘的良好润肠剂。取少许把它下在粥里，每天早晨喝一碗，是很好的养生食疗方子。

　　其实，柏子仁生嚼起来，还是挺香的。有一次，到同学家的中药铺里去玩儿，时值隆冬黄昏，外面干冷无比，而屋里却生着火炉，炉子上坐着多半壶开水，壶嘴儿咕嘟嘟地冒着蒸汽，炉台儿上烤着几块红彤彤的橘子皮，弄得满屋子都是潮茵茵、香扑扑儿的。这时节，光顾者寥寥，我们就索性躲在那高大柜台后面，弄张小桌儿，找了把磕了嘴儿的茶壶，几个破了边儿的茶碗，准备边喝边聊，"茶叶呢？"我问。"喝完了。"相互对视一阵后，便在身后药斗子里翻抽屉倒柜橱儿地找能"沏茶"的物件儿——俩青果（一种无糖的药用橄榄，用的时候放在乳钵里用药杵将其敲松）、几朵白菊花儿、一把决明子（有股咖啡味儿的种子类中药）一股脑儿地投入茶壶，冲入开水，候温一尝，嘿，真不错，清香回甜，好发明。没想到的是，这茶初喝不错，喝多了却是开胃的，喝得我俩肚子都咕噜噜地叫开了，毕竟外面是太冷了，又刚下过雪，谁都懒得去那三里地开外的小店买那五香花生米吃。同学说，前几天进货时看到今年刚下树的柏子仁白白嫩嫩的，尝了一下，挺香，咱就当干果儿吃吧。我听来有趣，也不客气，就拿张包装纸到那写明"柏子仁"的药斗子里满抓了两大把，托到桌前，拾起一撮儿，尝了尝，嗯，挺香，口感也好，又嫩又滑，稍嚼即化，味道有点儿像松子儿，但比松子儿却小了几号儿。我记得当天就在这"药茶暖阁"中聊天儿到很晚，直到他母亲来帮他关门儿上板儿才离开。

　　多年以后，这花草药茶和柏子仁零食的滋味还记忆犹新。

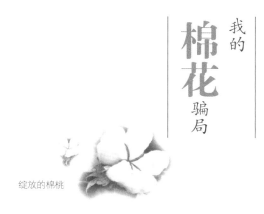

我的

棉花

骗局

绽放的棉桃

棉花根 　入药始载于《上海常用中草药》，为锦葵科植物草棉 *Gossypium herbaceum*、陆地棉 *Gossypium hirsutum*、海岛棉 *Gossypium barbadense* 和树棉 *Gossypium arboreum* 的根或根皮。具有止咳平喘、通经止痛的功效。

　　你知道上海市的"第一任市花儿"是什么吗？棉花！民国 18 年前后，上海市郊种植了大片的棉花，开花儿的时候，市民们看着新鲜，又赶上评选"市花儿"，于是乎棉花的票数位居榜首，尽管此事后来不了了之，但却让人们津津乐道了好一阵子。无独有偶，很早把棉花根正式当作药材收录的，也是一本《上海常用中草药》，里面记载了许多用棉花根滋补病人的方子。

　　用棉花治病，早先我也没听说过，后来还是听一个来自江苏的大夫说，在他们那里，棉花根是用来补虚的，而且几乎是可以代替著名的补药——黄芪使用。为了多收集一种药材样品，我找来棉籽儿，在楼前甬道两侧的花池子里种上了

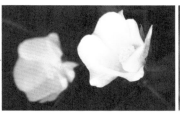
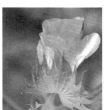
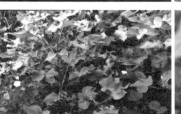
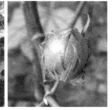

棉花在不同时期的样子

几株棉花。说句实在话，今天我们城市里没见过棉花的朋友也不在少数。棉花这东西开花结实都具观赏性。棉花在夏季开花，花朵有半个拳头大，淡白色，盛开的时候，能看到里面火焰状的花蕊，有些像扶桑，但要比扶桑恬静淡雅得多。有一天，棉花花儿真的开了，路过的街坊邻居看过了都说好。人家问我："这叫什么花呀？"我当时觉得叫"棉花"多没劲呀，就顺口胡诌道："变色牡丹！"人家就问："为什么叫变色牡丹呀？"我说："因为它会变色呀！"可人家都不信。当白花儿开过两天后，它真的开始变色了——居然变成了粉红色，继而变成玫瑰红，还带有浓淡不同的晕染，真美妙极了。有时，同一株棉花上，红白花朵竞相开放，如果不"专门介绍"，城里人保准误认为是什么特殊花卉呢。夏末秋初的时候，花儿落了，就结出个大桃子来，也有半个拳头大，真像个桃儿呢，还噘着尖尖的嘴儿，桃儿周围有绿色的萼片包被着，又像谁家姑娘招亲用的绣球。人家仿佛也看出我的"变色牡丹"是信口胡诌，就问："这回该叫桃子牡丹了吧？"我不服气地说："不！这叫银丝牡丹！瞧着吧，过些天它保准能吐出银丝来呢！"人家又不信。几场秋霜，花儿的枝干叶子全干了，可桃儿却结实地挂在梢儿上，一天早晨，桃儿破裂开来，雪白

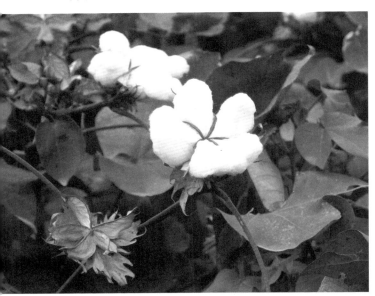

秋天到了，棉桃里的银丝绽放出来

的银丝吐露在光天化日之下，大人们全过来瞧新鲜，一位老叔看着看着，觉得不对劲，"嗨，这不是棉花嘛！哈哈，咱们都让这小子给骗啦！"玩笑归玩笑，玩笑过后，我把棉桃摘了，还真就把那棉花根给挖了出来，按照饮片的制法，洗干净，剥下长长的根皮，晒干收藏，一直留到今天。

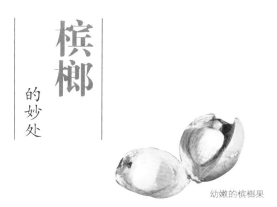

槟榔
的妙处

幼嫩的槟榔果

槟榔　入药始载于《名医别录》，为棕榈科乔木槟榔 *Areca catechu* 的果皮（大腹皮）和种子。大腹皮可行气宽中、行水消肿，其种子具有杀虫、消积、行气、利水、截疟的功效。

当年头一次到海口的时候，就被当地的街景吓一跳，路面上怎么满地都是一摊一摊的"血"呀！后来才知道，那是当地人吃了槟榔以后，因唾液分泌过度而随地啐的口水痕迹。在海口城郊的集市上，我见到了卖槟榔的情景，槟榔的外皮呈翠绿色，当中间儿大，两头儿尖，像个超大号儿的橄榄，小贩手持一把大折刀，纵向两刀，将一颗槟榔破成四牙儿，再配上四包佐料，即成一份儿，递到你手。吃的时候，取出一牙儿槟榔，再配上一包佐料一起嚼。在生意不忙的时候，小贩就一直在包那配槟榔用的佐料，在他身边有一个小小的铁皮桶和一摞绿色的树叶，桶里装着令人满心疑惑的白色粉末，只见他用竹签挑起一点儿粉末，倒在树叶上，然后把那叶子卷成小包，就成了刚才给你的佐料。当地人告诉我，那粉末是用贝壳磨成的，而那叶子则是一种叫蒌叶的芳香植物叶片。当槟榔、贝壳粉和蒌叶碰到一起时，据说会产生奇妙的"化学反应"，而那"反应"，据说正是嚼槟榔的妙处所在。

不知是对那白色粉末心生疑惑的原因，还是不习惯满地吐红口水的样子，总之，一场集市逛下来，买了许多特产，但唯独没敢买槟榔。

第二天，到了滨海的一处园林，里面种满了高大笔直的树木，因为我自幼喜

长老的槟榔果

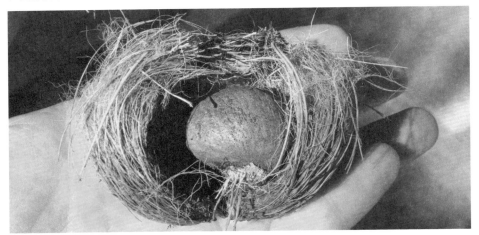

欢园林，所以知道，这些高大笔直的家伙就是槟榔树。果然，在树下，我捡了好些
个前些日子被台风刮落下来的槟榔准备当作中药标本收藏。槟榔可以入药，果实里
面的种子呈圆锥体，有点像仿膳饭庄制作的小窝头儿，它的中药名称除槟榔外，还
有大腹子、花大白、鸡心槟榔等等，李时珍在《本草纲目》中就曾说过其药性——
"饱能使人饥、醉能使人醒"，翻译成现代话就是说槟榔这东西，能促进食物的消
化，可用于饮食不节、酒食无度引起的食积、酒积等。被剥落下来的、富含粗纤维
的外果皮也不是废物，入药称大腹皮，有行气、利尿的作用。此外，在 1500 多年
前的《名医别录》中，还有槟榔能"杀三虫"的记载。现代研究发现，槟榔碱对蛔
虫、蛲虫有杀灭作用，对猪肉绦虫、牛肉绦虫有麻痹作用，再加上槟榔本身的泻下
之功，这些作用相辅相成，能够有效地驱杀肠道寄生虫。据 20 世纪 80 年代的中医
专业期刊报道，用大剂量槟榔水煎剂治疗猪肉绦虫病，驱虫率可达到 94.1%。在树
下，我看到这些槟榔还很新鲜，颜色也依然翠绿，于是尝试着将其放在嘴里，使劲
地嚼着，只觉得满口都是青草味儿，还有点儿苦，丝毫没有什么妙处可言。

待准备离开海南时，我实在按捺不住自己的好奇心，上街买了一份槟榔回到宾
馆一试。这一次是极其正宗的吃法，我把那个蒌叶包成的小包儿放在一牙儿鲜绿的
槟榔上面，开始用力咀嚼，第一口，第二口，待嚼到第三口的时候，我感觉我的腮

帮子里开始了某种"化学反应"，首先是口腔内发热，继而特别的热，然后是唾液不由自主地流了出来，特别的多，以至于连鼓起腮都盛不下了，因为对那白色的粉末还有着些许疑惑，因此，我并不敢往肚里下咽，只得到卫生间里去吐，但这一吐不要紧，可吓了我一跳，从我嘴里吐出的口水，居然是朱红色的！我感觉我的头有点晕，我的腮有点儿麻，我想我已经尝试过槟榔之妙了，因此赶忙把嘴里的槟榔吐了出来，大口大口地去喝那凉开水降温去了。

后来，许多朋友都曾问过我，嚼食槟榔到底对健康有没有好处？对于这个问题，各种医籍中的说法不一，但我认为，槟榔中的生物碱和烟碱一样具有成瘾性，一旦上瘾，戒除不易；槟榔中含有色素，长期食用易造成染齿，影响美观；内脏、腺体及大脑皮层长期受到槟榔碱的刺激，易使这些器官产生疲劳及功能障碍；再者，因过服槟榔引起的流涎、呕吐、尿频、昏睡以及惊厥等中毒症状者不乏其例，因此，奉劝有此偏好的各位亲爱的朋友：少食为宜。

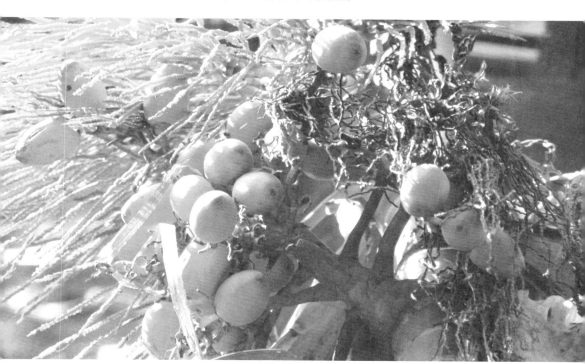

槟榔树结果了

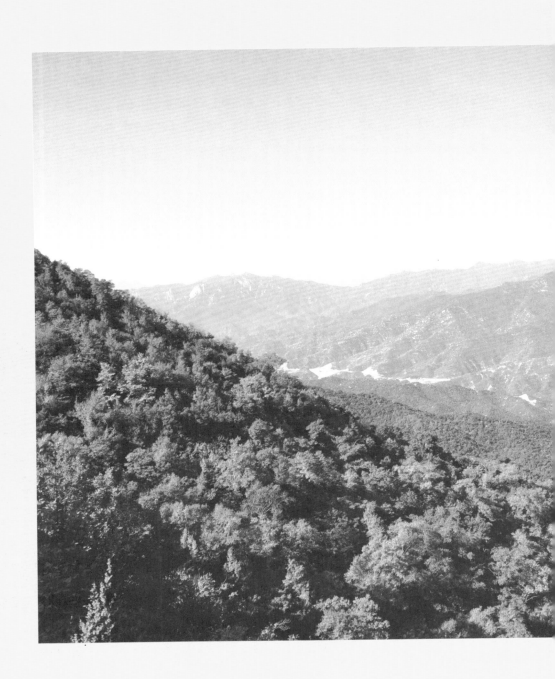

第四章 在动物世界里采药

在北方的大山里，生活着一种会滑翔的飞鼠，千百年来，人们对它可能知之甚少，但说起它的粪便却是大名鼎鼎……

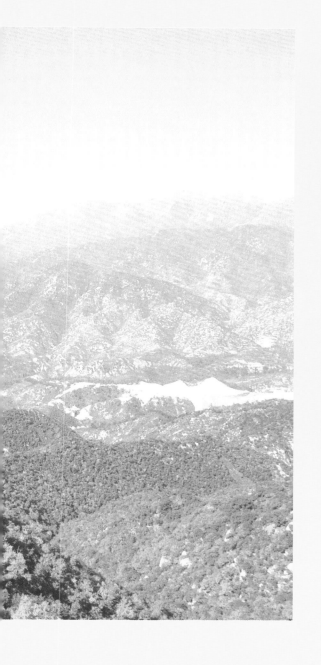

拉车的

蜣螂

蜣螂　入药始载于《神农本草经》，为鞘翅目金龟总科粪金龟科的几种甲虫。
具有破瘀、定惊、通便、散结、拔毒去腐的功效。

一只推粪球的蜣螂

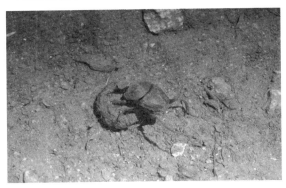

在许多年前的北京天桥儿
市场或者庙会上，有一种叫做
"黑骡子拉车"的怪异玩具。

所谓的"车"，其实就是拿
木棍儿、花纸粘成的，不堪一
捏的小车儿，拉车的"骡子"，
则有些说道儿，那是种头上长角、怪模怪样的大黑活甲虫儿，把纸车粘在这虫的身
上，它会牛一般的慢腾腾地拉上一阵，引得一帮孩子们一阵子的憨笑。现在的人肯
定会说，哇塞！那会儿就有这么先进思想的"宠物昆虫"或"生态玩具"啦！可我
们那会儿的大人只会说，嗨，不就是屎壳郎拉破车嘛！

对喽，这虫儿就是滚粪球儿的屎壳郎。当你在农村田埂儿上遛弯儿的时候，就
很有可能遇到屎壳郎夫妻在地上滚着粪球儿前进，它们一个后面推，一个前面拉，
齐心协力，把粪球儿滚到窝里，母的就将卵下在里面，这样，小屎壳郎们一孵出来

就不愁吃喝啦。我第一次跟他们打交道是在怀柔深山里采药的时候，蹲在一山沟儿里拉屎，拉着拉着，一种小体型儿的公屎壳郎"嗡"地飞来，一头撞在石头上，吧唧，再掉到地上，开始工作……然后是第二只，第三只……等我拿纸擦屁股的时候，我的身后已经干干净净的什么也没有了，这些"小丈夫"们起劲儿地滚着粪球儿朝四面八方散去。我从那一天才知道，什么才是真正的"生态茅房"！

当然，屎壳郎是它的土名儿，它正经的学名叫蜣螂。据古书里解释，"蜣"是形容它高额深目，长得像羌地（泛指西部）的胡人，"螂"则是因为它外表彪悍，形如郎将。用郭德纲的话来说，长得就跟"五星上将詹姆斯下士"一样。

以蜣螂入药，两千多年以前便有。汉代医书中即有含蜣螂的成方——鳖甲煎。蜣螂有活血化瘀、解热定惊、破坚散结、拔毒生肌、泻下通便的作用，配合其他活血药、解毒药物使用，可治疗外科恶疮痈疽引起的肿痛、溃烂、脓水淋沥不绝、瘘

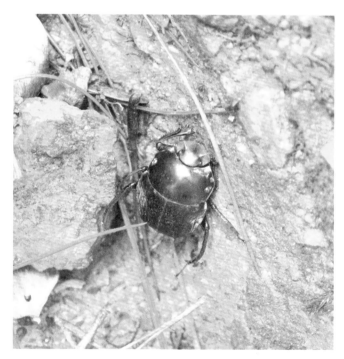

蜣螂

管穿透及枪弹、铁刺入肉等，能起到清热消肿、祛腐生肌、拔弹出死骨的作用。近年来，蜣螂善于攻破结块、拔毒散肿、活血消瘀的作用越来越引起人们的注意，被较多地运用到癌症的临床治疗中，取得了很好的效果。

以前要想在城里采集蜣螂，是很方便的，蜣螂不仅是趋粪，还有趋光性，每到夏天，马路边儿上的路灯底下，就有这类闪着亮蓝光泽的大甲虫在爬。我曾看到过乡民用大缸捕捉蜣螂的方法，不仅省力，而且有效。每到夏秋，正是蜣螂四处寻找粪便产卵的季节，乡民用大缸盛上 1/5 的干黄土，再倒上一舀"马掌水"，就可守株待兔，坐等蜣螂上门了。所谓的"马掌水"，就是在给马钉蹄铁的时候修整下来的马蹄碎片儿，这东西如果被泡在水里，会发出一股浓烈的粪臭味儿，但它可比大粪干净多了，倒在黄土上，很快便能渗入土中，但气味依然浓烈，蜣螂闻了这气味儿，以为这儿有大堆的"粮食"，于是便纷纷飞入缸中四处寻找，寻找不到想振翅飞走，但又没有起飞空间，刚一起飞便撞到缸壁上，想爬出去，无奈缸壁又滑，只有在这缸里打转转，于是就被采药的农人轻而易举地抓去了。

现在，不论是中医，还是西医，对蜣螂都非常关注，因为蜣螂及其提取物，对恶性肿瘤有一种特殊的疗效，但目前人们对蜣螂的药理作用还知之甚少，至今还未全面分析出蜣螂毒素的成分，这些未知成分中很可能含有人们渴望已久的抗癌物质。如果有一天人们能够利用蜣螂得心应手地治疗癌症，那真堪称"屎壳郎坐飞机——一步登天"啊。

我与

土鳖

作邻居

雌性冀地鳖背面

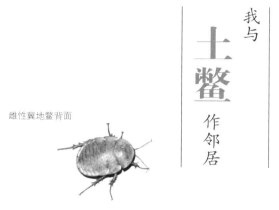

土鳖虫　入药始载于《神农本草经》，为蜚蠊目鳖蠊科昆虫地鳖 *Eupolyphaga sinensis* 或冀地鳖 *Steleophaga plancyi* 的雌虫虫体。具有破血逐瘀、续筋接骨的功效。

　　前两天，在通往食堂的过道里见到一只大土鳖被人当作蟑螂追着打，遂上前将其解救下来，并向热心"除害"的同志科普了一番土鳖虫的妙用，土鳖才得以逃生。

　　在北方的城市乡村，但凡住过老房子的人差不多都认识土鳖虫，这种虫子雌的身体呈椭圆形，像乌龟那样背部隆起，肢脚都长在腹面，小的如纽扣，大的如瓶盖儿，还有一节一节的纹路。雄虫的身体瘦小，但有宽大的翅，可以跌跌撞撞地飞上一阵。老房子顶棚里大都是些苇箔、青灰之类，年久失修后便糟朽疏松，成为土鳖们的乐园。有时候冷不丁地掉在桌上或地下，发出"扑"的一声闷响。还有那用碎砖和土、灰垒起的院墙，土鳖们就住在它的罅隙里，只要一动，细细的黄土就小溪般从墙缝中流出来。土鳖虫是一种古老的昆虫，和蟑螂是本家，同在蜚蠊目，但它从不像它的蟑螂亲戚那样善于传染各种疾病，也不爱光顾人家的碗橱、衣柜和饭桌，永远只是躲在阴湿的缝隙里，吃些植物碎屑或腐殖质，因为住得离人太近，所以常常冷不丁地碰上。老人们知道土鳖这东西是味中药，所以并不十分讨厌它，反倒乐得与它为邻。

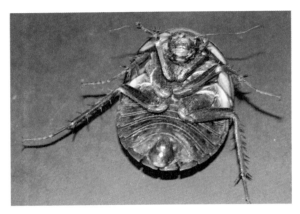

雌性冀地鳖腹面

　　土鳖以雌虫入药，有很好的活血化瘀作用，现代用于肿瘤治疗的常用中成药——大黄䗪虫丸，就是以其中的主药大黄、䗪虫（即土鳖）来命名的，专下各种日久年深的瘀血肿块等物。

　　说来也可笑，我最初采这味药和对这味中药的认识，倒不为医人，却是为"医虫儿"，我这人，自幼喜欢逮蛐蛐儿、养蛐蛐儿、斗蛐蛐儿、听蛐蛐儿叫，人送外号儿谓之"虫儿迷"，这不是吹，除了捉、养、斗有一套外，我还会医虫儿。凡上等好"虫儿"，有了外伤、疾病，只要不是掉大腿、掉牙、开膛破肚这类的大毛病，一般情况下还是能对付着医好的。如蛐蛐在掐架的时候伤了大牙，怎么办，取土鳖一只，剪开，用竹签儿挑里面的白浆儿糊在食浅儿（白瓷制的小拇指肚儿大的小浅盆儿）里，并不喂任何吃食，待那虫儿到那食浅儿里连吃带抹（实际上是蹭上去的）那白浆儿，牙伤便会很快痊愈，并不妨碍下一场战斗。

　　现在捕捉土鳖的机会很少有了，因为我们都搬入了楼房，而日久年深的落叶堆也离城市越来越远，但养殖土鳖的产业却应运而生，有一阵子，居然还很热，就连我的邻居都准备以它致富，在院子里砌起了池子，买来虫苗，拿麸子、豆饼和菜叶儿一本正经地饲喂起来。不几天，那池子里便万头攒动，我问他，这能养活吗？他满不在乎地回答，比你养蛐蛐儿简单多了。我点点头，但俩月后，我去看他和他的土鳖，池子里却空空如也，原来是温湿度没把握好，土鳖们身上长了霉菌，全军覆没了。看来，无论照顾何种生命，哪怕是小小一虫，也要有知识、有技巧、有耐心才行啊。

五灵脂

其实是泡屎

五灵脂　入药始载于《开宝本草》，为鼯鼠科哺乳动物复齿鼯鼠 *Trogopterus xanthipes* 或其他同属以食用松柏类树叶的近缘动物粪便。具有活血化瘀、行气止痛的功效。

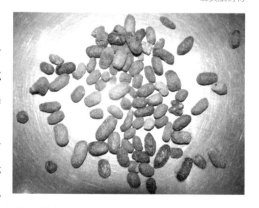

五灵脂药材

　　在北方的大山里，生活着一种会滑翔的"飞鼠"，千百年来，人们对它可能知之甚少，但说起它的粪便却大名鼎鼎。

　　有一年，采药路过房山县霞云岭乡的一个只有几户人家的小山村，到老乡家里借宿，进屋的时候天色已经很晚了，堂屋的灶膛里噼噼啪啪地响着烧玉米秸子的爆裂声，棒渣儿粥已经熬上了。这时，忽然听到隔壁堆放杂物的屋子里有小动物跳动发出的簌簌声，我以为是小柴鸡儿飞进来了，忙进去轰。借着黄灯泡儿的微亮，我看见一只铁丝编的笼子，里面养了个小猫大的小兽，从来没见过，一身土黄色，像松鼠那样有条长长的大尾巴，大眼睛圆溜溜儿的，惊恐地瞪着我这个陌生人。房东大爷进来抱柴火，看我一脸疑惑，告诉我，这叫"飞鼠"，拉的屎是药材，能卖钱呐！哦，原来这就是鼯鼠啊，"传说"中的中药五灵脂就是鼯鼠的粪便。鼯鼠又叫飞鼠，它的上下肢之间长有可以用于滑翔的皮膜。正在这时，笼子里的小兽在笼壁上翻了个身，我看到它的前后肢之间，的确连缀有柔软毛茸的皮膜。

房东用后山上的柏树叶儿喂它，还拿别的树叶儿给它吃。后来从文献资料中得知，山民这样的喂养方式是正确的，中药五灵脂药效中的一部分有效成分来自它所吃下肚去的松柏等具有芳香物质的植物，因此在鼯鼠的喂养中，应该以松柏的枝叶为主，此外，还可加喂些苹果、梨、杏儿等果树叶儿或榆树、桑树的叶子。有些城里人把它们的小雏儿掏来用树叶配合坚果、水果等当宠物饲养，但这样"生产"出的五灵脂绝对不能入药，因为加喂的其他饲料一旦超过主食——松柏枝叶的1/5，

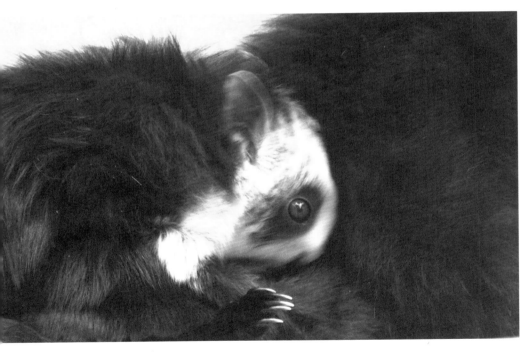

鼯鼠的一种——红白鼯鼠

就会影响疗效。

鼯鼠有很多种，我眼前的这只叫复齿鼯鼠，是一种栖息于深山峭壁上的夜行哺乳动物，性孤僻，喜独往，在悬崖石洞、裂隙中作窝，以柏树的叶和种子为食。由于食物来源洁净、特殊，其粪便中含有大量的树脂、维生素 A 等物质，有很高的药用价值。第一个记录它的"国家级药典"是宋代的《开宝本草》，也就是说，至少在宋代以前，人们就开始用这种动物的粪便治疗各种疾病，并且认为它具有五行之灵气，遂将其称为"五灵脂"。难为了古人想得周全，把这小小鼠辈的大便，起了个"五灵脂"的好听名字，写到药方子里，再让人把它下在中药锅里，丝毫不觉得恶心。

好多年前，我就在广袤的北方山区里找寻这难得一见的药用动物。真是踏破铁鞋无觅处，我于是管房东大爷要了些这只鼯鼠的粪便作五灵脂的药材标本。果然，和在药房中药斗子里看到的差不多——长椭圆形、绿褐色的小颗粒，体轻而质松，捻碎了，像一小撮干草末，有些许的腥臭气。

五灵脂的主要功能是活血散瘀、散寒止痛。我记得当年在课堂上，给我们讲方剂学的王鸿谟教授，在讲"失笑散"这张药方子的时候，曾连讲带演地为我们解释道，宋代《局方》中有一首名方，就是用五灵脂、蒲黄各等份，用酒、醋等煎煮服用，专门治疗妇女月经不调、经闭、痛经、产后瘀阻、血瘀腹痛等证，效果怎么样呢？就见这病人把药喝完之后，一抹嘴儿，把茶碗往桌上那么一扣，扑哧，乐了，这方子就叫"失笑散"，记住了吗？

龙骨

与近代两大考古发现的机缘

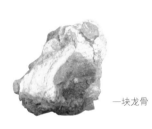

一块龙骨

龙骨　入药始载于《神农本草经》，为新生代哺乳动物如象类、犀类、马类、牛类、鹿类等脊椎动物的骨骼化石，具有镇心安神、平肝潜阳、固涩、收敛的功效。

中药龙骨，就是远古哺乳动物的化石，这东西，很多朋友小时候在自然博物馆里就早已见过很多次了，但入药的龙骨什么样儿？什么味儿？就不见得人人都见过或尝过了。我记得我第一次见到"中药龙骨"还是在上小学，我的一个邻居患有严重的失眠，他去中医院看过病后，开来的中药里就有龙骨。那是在一大包中药里，写着"先煎"小纸包里包着的粉红色的粉末，舔一舌头，除了涩，没有其他明显的味道。后来，跟随中科院古脊椎动物与古人类所的几位老师来到周口店一个"荒废多年"的化石地点，拣了许多前人科学家丢弃的"韭菜"（考古专业的行话，其实就是没有研究价值的碎骨化石），才一圆得到真正龙骨标本的梦想。原来，龙骨在外形上与普通的骨骼没什么区别，但它是石化的、沉重的，甚至比一般的石头都重，外表有层风化的壳儿，有污白色的，也有粉红色或淡黄色的。

你知道吗？中国近代考古史上两个震惊世界的大发现都与龙骨有关。

第一个大发现是在光绪 25 年（公元 1899 年）的一个秋景天儿，总领全国教育事业的大官——国子监祭酒、著名的金石学家王懿荣忽然病了，一会儿冷一会儿热的。那会儿的文人很多都粗通点儿医理，学贯古今的王祭酒当然也不在话下，一般的头疼脑热，自己就能开张便方儿抓些麻黄桂枝之类对付过去，可这次不一样，他明白，自己这是发疟子了，这病不好治（那会儿抗疟特效药——奎宁还没有发明），只得请太医过府瞧瞧。大夫到府上一看，没错，是发疟子，看了看，留下张方子走了。

宣武门外的鹤年堂药铺是明代开业的老药铺，那黑漆匾额上"鹤年堂"三个金字还是严嵩写的呢。这家药铺的各种精制饮片、丸散膏丹一应俱全，由于店铺老、信誉好，因此每日的药材流量就大，流量大的药铺药材也就新鲜。王祭酒一家是经常到这家药铺抓药的。药是买回来了，几乎和所有"粗通医理"的文人一样，凡从药铺里抓回来的药，王祭酒都要亲自过目看一看，闻一闻，看药和尝药似乎也是文人的一种"修行"。王祭酒忍住病痛，强打起精神，打开纸包儿一看，有些白花花的骨片，一舔，粘舌头，哦，是龙骨。看着看着，看出问题了，在这白花花的

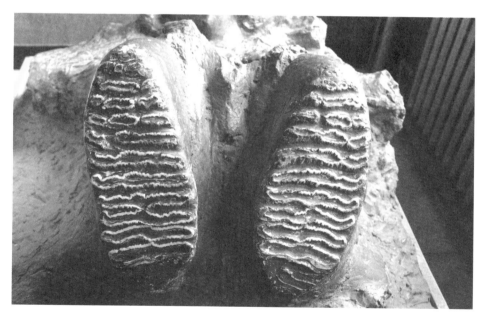

五花龙骨（古象的牙齿化石）

骨面上头，似乎还有些刀刻的文字啊，再一细瞅，这些文字似乎还很有渊源，有些像西周的金文，但原始粗犷得多……公元前14世纪末至公元前11世纪中国殷商时期的文字——甲骨文，最初就是这样被发现的。

王懿荣先生所得到的龙骨来自河南安阳的小屯村，这里便是当年的殷墟（殷商都城的废墟），殷商时期，人们在龟的腹甲和牛的肩胛骨上面刻辞，以占卜吉凶，这些甲骨后来被埋藏于地下。其实，这还不是真正的中药龙骨，真正的药材龙骨，是指新生代哺乳动物的骨骼化石，如三趾马、披毛犀、剑齿象、肿骨鹿等动物的化石。就是这些几万到几十万年前的动物，在它们死后，尸体被土壤、河泥或火山灰急速埋藏，经过漫长的地质作用，骨骼逐渐被碳酸钙等物质所置换，才能形成坚硬的化石，也就是中药龙骨。而殷墟的甲骨只有3000多年，充其量也就算是亚化石，被当作龙骨入药，实属勉强，而这在当时来讲，也不算弄虚作假，只是人们对于龙骨的界定年代还不清楚而已。以前的医生曾认为，龙骨是一种镇静安神、固涩止血的药材。品质最好的龙骨是淡黄色，夹杂有五彩花纹的"五花龙骨"，它其实是古象的臼齿化石。而其他大型哺乳动物的牙齿化石也能入药，称龙齿，功似龙骨能安神镇静，只是少了固涩、止血的作用。

而我要说的第二大发现，又与真正的龙骨和龙齿都有关。由于中医有用古生物化石入药的习惯，早期来到我国的古生物学家经常会光顾一些药店，买一些龙骨回去，以期找到有价值的标本。庚子年（公元1900年），当联军的铁蹄踏进有着三千

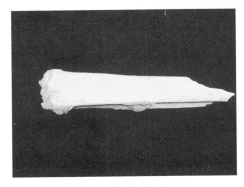

食草动物的肢骨化石

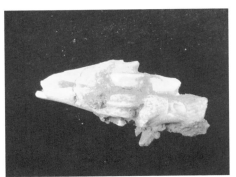

食草动物的关节化石

年历史的古城——北京时，城里一片混乱，义和团与侵略者交战正酣。而此时，一位叫哈贝尔的德国人正在这里行医，面对日益恶化的局势，他只能选择撤离，临行时，他带走了一箱从北京各大药铺收集筛选来的"龙骨"，实际上，他非常明白，龙骨就是珍贵的化石标本。回国后，哈贝尔将这些标本送给了德国著名古脊椎动物学家施洛塞尔。施洛塞尔被眼前这堆来自东方的化石迷住了，他进行了认真的研究，而最大的收获就是：其中有一颗远古灵长类的牙齿，特别像是人类的第三臼齿。此后，这事就这么搁置下来，一直到了1914年，瑞典地质学家安特生来到中国，他念念不忘施洛塞尔在北京药铺找到的那堆龙骨中发现的牙齿。来到北京后，他立即招募了一批技工，进行过简单的化石知识培训后，便派他们开始四处寻找龙骨的产地。终于，有人告诉他，在北京西南郊的周口店，有一座不大的小山包儿，那座山因为能经常挖出龙骨，遂被称作"龙骨山"，北京药店里的龙骨有一部分就是从那里来的……

于是乎，安特生顺藤摸瓜，步步追寻，终于找到了周口店，叩开了"北京猿人之家"的大门。

讲完故事，话题又回到"功与过"的问题上，现在的古生物学家经常惋惜地说：很多有价值的化石都被人们磨成粉，吃下肚了。我想，许多不可再生的珍贵资源应该让它更加合理、科学地发挥作用，龙骨也到了该退出中药舞台的时候了，它应该回到博物馆、古生物学家手中供人们研究，而医药工作者所要做的是：为它找到合适的代用品。

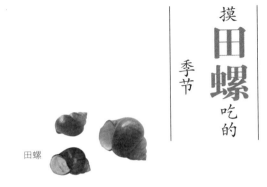

摸 **田螺** 吃的 季节

田螺

田螺 入药始载于《名医别录》，是腹足纲动物中华圆田螺 *Cipangopaludina chinensis* 的软体，有清热利水、除湿解毒的功效。

"谁买点熟咸螺蛳，大人吃了清眼的，小孩儿吃了磨积的，哎五香的咸螺蛳嘞。"这是当年老北京胡同儿里卖熟咸螺蛳的叫卖声，人家明白地告诉你：这东西不光好吃，还能祛病，多好的吃食啊！熟咸螺蛳就是用盐和花椒水煮熟的田螺。田螺在我们国家大部分地区都有分布，而且产量巨大，与各种河鱼、河虾等淡水水产一样，是传统的蛋白质来源，同时也是很好的食疗材料，唐代著名医药学家陈藏器在《本草拾遗》中说，将田螺"煮食之，利大小便，去腹中结热，目下黄，脚气冲上，小腹结硬，小便赤涩，脚手浮肿"，这几句话看似难懂，但把这些作用归结起来，不外乎今天"清热利尿剂"所治疗的范畴。

田螺的学名叫中华圆田螺，其肉和众多海鲜一样，是典型的高蛋白食品。在北京通州塔底下，运河边儿上的老渔夫会告诉你："半斤螺蛳抵得一斤鱼呢"，可见其营养丰富。

下河摸田螺蛳是件愉快而有收获的劳动。以前的小孩摸田螺蛳都光脚丫子，但淤泥中常有蚌壳扎脚，因此现在提倡穿上高帮胶鞋（廉价的球鞋），再用细绳扎紧裤腿后再下水，这样做的好处一是可以防止蚌壳扎脚，二是可防水蛇、虫蛭等物钻入裤腿中咬人（这还是从采集水生昆虫标本的金先生处学来的"招数"）。田螺蛳栖居的水域多为水浅、流速慢、富含养分、有一定的能见度、又没有化工污染的池塘、河汊。田螺蛳多趴在池塘石岸边或塘底枯枝上，可挨个儿捡拾其鲜活者。但要注意，田螺蛳太大太小都不好吃，要选择那些螺塔高 3～5 厘米的个体才好，太小的肉少，太大的里面多孕育小螺蛳，吃起来牙碜不堪。

螺蛳捞回来要放在清水盆中"吐泥"，所谓的泥就是螺蛳的泥状排泄物，"吐泥"的过程大约需要一昼夜，待它"吐"干净泥，再用清水搓洗掉螺塔上沾染的杂物，就可以下锅煮了。取花椒、盐少许，煮沸，待汤色成淡淡的青黄色时，下入螺蛳，待再次沸腾，候少时，捞出，晚则老矣。最惬意的，莫过于用牙签或掰开的曲别针挑螺中的肉吃了，那螺肉，靠近螺口部分的肉质丰厚，味中回甜，后面靠近螺塔顶端的就是肠子了，里面有未消化的藻泥，是不堪食用的，因此讲究的只吃螺塔下方的肉。田螺蛳香嫩咸鲜，又富嚼劲，有股河鲜儿特有的味道，但就是肉太少，不一会儿就能吃一大盘子，而肚腹仍感怅怅然。因此这东西适宜下酒而不适宜解饥。按说，吃田螺讲究吃早春的，可惜其时水面刚刚开化，产量稀少，北方市场上大量上市的还是在夏季。昔年常见父祖之辈，于盛夏黄昏，在院中葡萄架下支好矮桌，以凉水泼过砖幔，邀来三五街坊，端过一盆盐水螺蛳或盐水毛豆，就着散装的白干儿和陈年往事，直酌到月明星稀，最终以一碗炸酱油儿的拌面结束这悠长的晚餐。

值得一提的是，食用水生软体动物一定要用高温滚水煮熟，以防感染寄生虫病，最好蘸姜汁米醋，以防其寒性伤人肠胃。从市场上成堆买来的田螺多夹杂壳内塞满污泥的死螺或血吸虫的寄主——钉螺，一定要将其拣出再煮，以防污染食品。

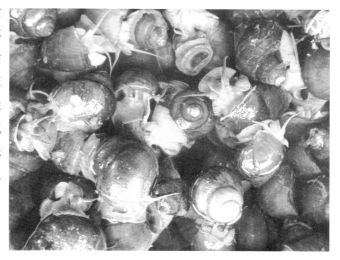

菜市场里正待出售的田螺

173

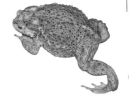

蛤蟆的催眠曲

中华大蟾蜍

蟾酥　入药始载于《药性论》，是爬行纲动物中华大蟾蜍 *Bufo gargarizans* 或黑眶蟾蜍 *Bufo melanostictus* 的耳后腺及表皮腺体的分泌物，具有解毒、消肿、强心、止痛的作用。

　　有一年八月，我在离京 100 多公里的山区采药，晚了，就住在以前有过交情的小学老师家里。其实，那个"家"不过是他在学校的一间宿舍，也就是操场旁边一排平房中的一间。老师姓孙，虽然他教的课程是语文和地理，但有着体育老师一样的疙瘩肉，属于"型男"那种风格。吃过"煮挂面过凉水拌芝麻酱"，他便帮我收拾上铺——那是其他值班老师临时睡觉的地方，好在今晚就他一人值班。孙老师很健谈，晚上我们俩睡上下铺的时候，可以聊点儿山里的趣事儿。

　　山地里的仲夏之夜，四处都是鸣虫的歌唱，还有醉人的微风，那是从谷底大河那边儿刮过来的，带着清凉的水味儿，这么好的夜晚如果拿来呼呼大睡，岂不太过"奢侈"。趁着大好夜色，我在空旷的操场上踱步、打太极拳消化食儿。细心的孙老师怕我嫌黑，悄悄拉亮操场一角的一盏电灯，其实他哪里知道啊，我正在享受没有现代工业视听污染的、静谧的夜色，但人家的盛情难却，我也没说什么。过了大约十来分钟，那盏代表现代工业文明的电灯起作用了，大量的飞蛾开始围绕着灯杆儿尽情地飞舞，还有各种各样的甲虫，它们飞啊飞啊，飞累了，就停靠在有光的灯杆儿、地面上休息。不大一会儿，不速之客就来了，它们是"地面部队"——体大肥硕，浑身长满癞包的中华大蟾蜍（癞蛤蟆），像一辆辆重底盘的坦克车缓缓开来，对这些尚未起飞的"空军"实施无情的包围和歼灭。尽管不会像青蛙那样一跳两米远，但这些家伙会以逸待劳，缓缓靠近，就见它把整个身子稍微往前一探（它没有脖子，不能伸脑袋），一张嘴，那前方的虫子就没有了。我眼前这片有灯光的操场，虫子的密度很大，在不到五分钟的时间里，一只蟾蜍大约能吃掉十几只飞蛾和甲虫。我取来照相机，把这些贪嘴家伙的尊容拍了下来，但可惜没有高速快门儿，怎么也拍不下来蟾蜍伸舌头那一刹那。孙老师见我久不过来聊天儿，又见我拿了相机，就跟了过来，一看我在拍蟾蜍，便说："啊，招来这么多大癞蛤蟆，以前这东西供销社都收购的，现在不要了。"他的这句话把我带到了二十年前，那时在北京近郊的中药收购站（我小时曾经常光顾那里），我曾经多次见到过挎着篮子的乡亲到收购站送满篮的大蟾蜍，而最后一次见到那场面，虽然老乡亲挎着篮子说尽好话，而收购员死活也不肯再收大蟾蜍了。

我很早就知道，这癞蛤蟆身上大大小小的癞包，都能分泌出白色的、乳汁状的毒液，名字叫蟾酥。蟾酥可是一味重要的中药呢，别看它有毒，但只要炮制、使用得当，还能解毒、消肿、强心、止痛，著名的国家级非物质文化遗产——雷允上药铺的秘方中成药"六神丸"，就是以蟾酥为主要原料制成的，治疗各种咽喉肿痛，有很好的疗效。

虽然癞蛤蟆浑身大大小小的癞包都能分泌蟾酥，但它浑身其他各处所产蟾酥的总和，也不如眼睛后面那对长条形的超级大癞包（耳后腺）所产的量大，李时珍在《本草纲目》中，曾详细描写了取蟾酥的方法：用手指捏住癞蛤蟆的眉棱儿，将里面的白汁挤在油纸或桑叶上，插在背阴处，一夜之后就干了，这时用竹筒来盛它，真正的蟾酥形质轻浮，用舌头舔一下（不能多舔，以防中毒）有回甜味儿。现在的做法是在夏、秋两季，用清水将捕获或养殖的大蟾蜍冲洗干净，晾干水分，然后用竹夹子挤压耳后腺，待其浆液大出的时候，就用牛角刮刀把这里和背上分泌出的浆液刮下来，放到容器里。收集蟾酥有两点需要特别注意，一是在蟾酥的采集和炮制过程中万不可让它接触铁器，一接触铁器，就会发生化学反应，蟾酥就坏了，二是千万不能让蟾酥溅到眼睛里，如果溅到眼睛里，眼睛会因中毒而肿痛不堪。

除蟾酥外，民间还用干燥的蟾蜍整体入药治疗各种肿痛及肿瘤。现在想来，当

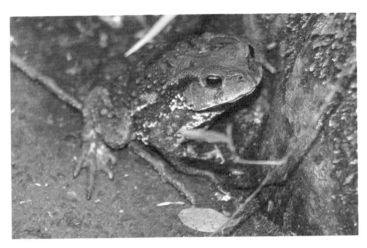

一只觅食的蟾蜍

年收购站不再零星收取大蟾蜍的原因，可能就是因为随着农村医疗条件的改善，民间医疗逐渐萎缩，而蟾酥的采收也由正规药厂或中药养殖基地集中进行的缘故。少了人为的捕捉，中华大蟾蜍的家族应该越来越壮大才对，但实际情况却不是这样，本来是城市水域中的常见动物，近十年来在城市里却很难再见踪影，我想这主要是因为城市水域的污染、减少，再者本来是泥土的岸滩都砌上了水泥，而河边有泥土的河岸，正是蟾蜍、青蛙这些两栖动物夏天栖息，冬天蛰伏的地方，泥土的河岸没了，自然蟾蜍和青蛙就绝迹了。我总想起我家楼后那条盛产蛤蟆的小河，盛夏季节，每每在后半夜醒来，总能听到悦耳的蛤蟆恋曲，如果这边儿叫了一声"龟儿"，那边必定会和上一声"呱"，这"龟儿呱，龟儿呱"的对唱，成为我幼年时所听到过的，最动听的催眠曲。

赶海，还能采药

牡蛎　入药始载于《神农本草经》，是瓣鳃纲软体动物牡蛎 *Ostrea gigas* 的贝壳，具有平肝潜阳、重镇安神、软坚散结、收敛固涩的作用。

海藻　入药始载于《神农本草经》，是海洋中的马尾藻科植物羊栖菜 *Sargassum fusiforme*、海蒿子 *Sargassum pallidum*、三角藻 *Sargassum tortile* 的植物体。具有清热、软坚散结的功效。

出差途经辽宁的葫芦岛海滨，尽管要在这个海滨小城度过二十几个小时，但公事和夜晚要占据绝大部分时间，所以我只能抽出不到 40 分钟时间急匆匆地看一看这里的海滨风貌。

早晨 6 点，准时起床，洗漱完毕，向服务台问明去海滩的方向，便背起照相机跑步向海滨进发，15 分钟后我看到了大海。沙滩很好，像北戴河那种金黄色的沙滩，只是略微粗些。

潮水退却，带了一些有趣的东西上来，五彩缤纷的彩石和贝壳残片，还有海胆，那是渔民从网中扔出来的。而我，默默地将这些不值钱的东西捡起。彩石，可以洗干净，打上蜡再配个座儿摆在桌上当作宝玉石的摆件看；而贝壳的残片，可以像山顶洞人那样，在上面钻个眼儿，再穿根儿珠子线，当作黄金或者白银之类的首饰项链去送人，这样寒酸的东西，青年女子是绝不会上当的，但可以"糊弄"小孩子。

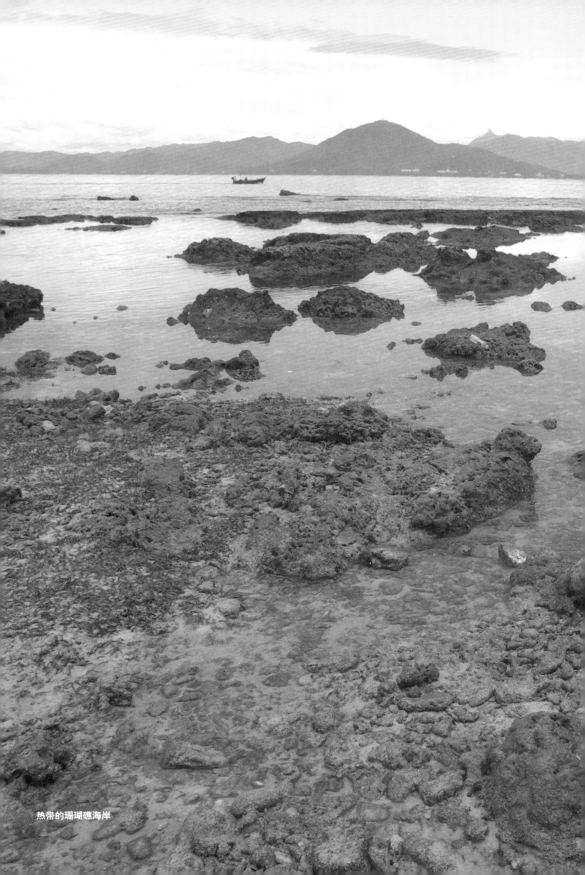

热带的珊瑚礁海岸

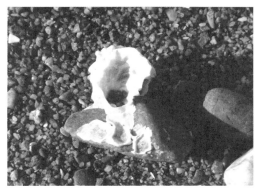

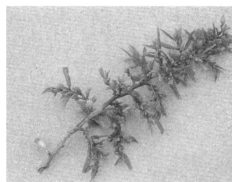

附着在石子上的牡蛎　　　　　　　　　　　海蒿子

　　捡着，捡着，忽然觉得，这里原来还是个"海洋药物的天堂"，怎么会这样说呢？原来，被潮水冲上岸滩来的，不仅有"艺术品"，还有中药。

　　先看见的是牡蛎，就是喜欢附着在岩石上的那种著名贝类，它有两片壳，一薄一厚，厚的一面附着在滨海的礁石上，表面呈绿褐色，内面呈瓷白色；另一面是比较薄的"口盖儿"，呈污白色。被海水冲上来的，经常是比较薄的那面壳儿，被海水和沙石打磨得很圆滑，奇形怪状的，看着很艺术，海岸上到处是它贝壳的碎块儿，只要将其收集起，再冲洗干净，就是中药"生牡蛎"了。它是中药里的平肝息风药，常被用来治疗高血压病引起的眩晕、狂躁、心烦和失眠等；如果把它放到无烟的炉火里煅烧成灰白色，就成了另一味中药"煅牡蛎"了，由于经过了煅烧，主要保存了其碱性的矿物质——碳酸钙，因此常被用来中和胃酸。

　　我还第一次采到了中药海藻。海藻是个广义词，但中药海藻却是个狭义词。按说，可供中医入药的海藻有很多种，如褐藻门的海带、昆布、裙带菜；红藻门的紫菜、江蓠、石花菜、麒麟菜；绿藻门的石莼、蛎菜等。但在药铺里，还单有一味中药，名字就叫海藻。这是海蒿子和羊栖菜的干燥植物体，它们属褐藻门、马尾藻科，其中海蒿子分布于中国北方沿海，羊栖菜则主产福建、广东沿海。我这回采到的是海蒿子，被浪花从海底冲上来，还很新鲜，和中药图谱上画得一模一样。全株有 30 多厘米高，长有两种类型的叶片，一种是大型的，带锯齿的，像蔬菜茼蒿似的叶子，一种是狭窄的，像松针那样的小型叶子。最奇特的，也是代表它特色的，是其叶腋间有很小的，圆球状的气囊。它专门长在潮线以下 1 到 4 米深，海水激荡处的岩石上，因此很容易在涨潮的时候被海水冲到沙滩上，因此海蒿子的收集工作一般只要在海滩上捡拾就行了。人们在夏季将它们收集起来，用清水漂洗、晾干后即可入药，有消痰、软坚（软化坚硬的肿瘤、包块）、利尿、消水肿的作用。中药海藻最擅长治疗瘰疬、瘿瘤一类以颈部结块为主症的外科疾病。

在这里柔软的沙岸上，我还看到海岸上散落着一种巴掌长，两头儿窄、中间宽的奇怪东西，呈淡黄色，拾起来，很轻，轻轻一掰，"咔嚓"一声就折了，还挺松脆的，我把它掰成小块儿，这下我认识了，这不就是中药斗子里的"海螵蛸"么？其实，中药海螵蛸就是乌贼（也叫墨鱼）的内壳儿，它的主要成分也是碳酸钙，此外还有壳角质、黏液质和多种无机盐等，味道咸、涩，具有止血、制酸、止痛、收湿、敛疮的功能，对男子遗精、滑精，女子白带过多，以及胃痛吐酸、创伤出血等，均有不错的疗效。

怎么样，赶海还能采药，我这早儿没白起吧。

石决明、珍珠母和鹿角盘

『下脚料』也能治病——

石决明　入药始载于《名医别录》，为腹足纲软体动物杂色鲍 *Haliotis diversicolor*、盘大鲍 *Haliotis gigantea* 等同属动物的外壳，具有平肝清热、明目去翳的功效。

珍珠母　入药始载于《饮片新参》，为蚌科动物三角帆蚌 *Hyriopsis cumingii*、褶纹冠蚌 *Cristaria plicata* 或珍珠贝科动物马氏珍珠贝 *Pinctada martensii* 的贝壳，具有平肝潜阳、清肝明目、镇惊安神的作用。

鹿角盘　入药始载于《三因极一病证方论》，为鹿科动物马鹿 *Cervus elaphus* 或梅花鹿 *Cervus nippon* 在锯茸后翌年春季脱落的角基，具有温肾阳、强筋骨、行血消肿的功效。

去海边玩儿，自然吃饭的时候就离不开海鲜喽。鲍鱼，海味中的珍品，同桌的人们都在小心剥取鲍鱼那肥美的肉，只有我在小心地剥取它并不肥美的壳儿，然后，悄悄儿地，用餐巾纸把上面残留的汤汁擦拭干净，于是我那小小的中药"博物馆"里就又多了一样中药标本——石决明。

你猜对了，中药石决明其实就是鲍壳。鲍又叫鲍鱼，它其实不是鱼，而是一种螺，因为螺旋面退化、螺塔消失，腹足（螺肉）就露在外面，看上去更像只剩下一面贝壳的蛤蜊。别看它只有这一面壳，要是紧紧吸附在海底的礁石上，凭着这面

石决明的"原材料"——鲍鱼壳

入药的珍珠母一般都碾碎用

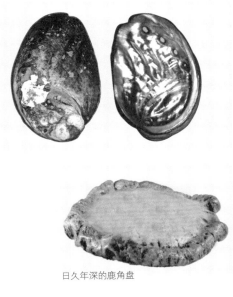

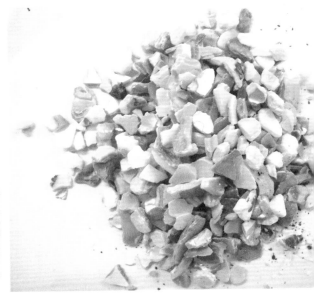

日久年深的鹿角盘

壳，任何天敌也奈何不了它。倘若把螺肉吃光，将这面壳翻过来，你会看到壳的内侧面会放射出五彩夺目的珠光来，这是鲍分泌的珍珠质，石决明神奇的药用就来自这灿烂的珠光中。

石决明因最早用于各种眼疾的治疗而得名。古代医书上说其主治"目障翳痛、青盲""目赤""雀目"等眼疾，这些相当于今天的白内障、青光眼、结膜炎和夜盲症等。造成这些眼疾的原因大多因肝火上炎所引起，石决明是清肝明目的良药，可用它来治疗早期白内障。古方"千里光汤"还用石决明、菊花、甘草等物煎水治疗目赤红肿、羞明怕光等症。

在古代，珍珠是稀罕的有机宝石，现在不一样了，全国上下，无论沿海还是内陆，很多地方都搞起了珍珠养殖，你如果来到北京，到红桥市场看去吧，什么叫"珍珠如土"——大堆大堆的珍珠像农贸市场卖黄豆那样拿簸箕撮。产这么多珍珠，就得有这么多的珠贝。所谓珠贝，就是孕育珍珠的蚌壳，我参观过一家珍珠养殖场，在这些地方，到处都丢弃着被取走珍珠的珠贝，虽然也同珍珠一样，闪烁着灼灼的光彩，但却无人问津，像垃圾一样被随意丢弃，而我，却捡拾了好多。其实，珠贝可是好东西呀，它入药称珠母贝，珍珠里所含的亮氨酸、蛋氨酸、丙氨酸、谷氨酸、天门冬氨酸等十几种氨基酸和大量的钙盐以及少量的铜、铁、锰、钠等对人体有益的金属它全有，其味甘、咸，其性寒，有安神、明目、清热、解毒等功效。

由于具有珍珠光泽，石决明和珠母贝还有个共同的特殊用途——装饰漆木器。早在西周的时候，人们就懂得用好看的蚌壳镶嵌在漆木器上作为装饰品了，到了唐五代时期，这种工艺有了较大的发展，普通的白贝壳已经不能满足需求了，人们此时对美有了更高的标准，所镶嵌的贝壳必须能发出珍珠般绚丽多姿的光泽才行，石决明、珠母贝成了首选，人们把它们加工成柔软有弹力的薄片，与深色的大漆一同装饰各种木器，这道工序被称为"嵌螺钿"。到了明末清初的时候，嵌螺钿工艺品的制作工艺达到了最高峰，其数量众多、品种丰富，大到屏风、门窗、桌椅、书架、箱柜，小到瓶、盒、杯、盘及文房用具等，无不用五彩缤纷的螺钿镶嵌成的山水人物、花鸟鱼虫等图案来装饰，堪称绝技。

鹿茸是珍贵的中药，这人人都知道。不过很少有人知道，被割掉鹿茸后的鹿脑袋上还顶着味中药呢，那就是鹿角盘。有一次，我在一家鹿场"捡"来好多这玩意儿，本来是被养鹿人家当做给孩子拿着玩儿的东西，我却宝贝似的收藏起来。

春季的时候，鹿场的梅花鹿和马鹿的嫩角——鹿茸被锯掉了，只剩下角柄上的剩余骨化物——鹿角盘。角盘会每年脱落，与鹿茸相比，这角盘虽不能称其为"废物"，但也只能算是生产鹿茸的副产品。其实，鹿角盘的药用价值一点儿不比鹿茸差，只是没有鹿茸那种永远"时髦"的壮阳功效而已。鹿角盘富含有大量人体需要的且不能合成的氨基酸，还含有钙、磷、镁、钠、钾、铁、锰、锌、锶、钡等元素，具有行血、活血消肿、温补肝肾、强健筋骨等功能，此外，对于妇女产后乳汁不下的患者，还有非常好的下奶功能。

有一次，在旧货市场淘旧书，淘着淘着，我发现一处书摊儿上还摆了一只很像小水盂儿（一种涮笔用的文玩）样的工艺品，扁圆形，敞口儿浅腹，能盛十几毫升的水，周边有不规整的角质突，被人摸得红润锃亮，我很喜欢，问这是什么东西，什么材质。人家告诉我，这就是涮笔用的水盂，材料可珍稀，叫什么"罕德憼"，是一种骨角器，很珍贵，我看了看，掂了掂，看到器物的截面上有不少小黑点儿，恍然大悟，嗨，这不就是鹿角盘儿做的小盆儿嘛！

淡菜

不淡

淡菜　入药始载于《日华子诸家本草》，为瓣鳃纲软体动物厚壳贻贝 *Mytilus coruscus*、贻贝 *Mytilus edulis*、翡翠贻贝 *Perna viridis* 及其他同属贻贝的软体，具有补肝肾、益精血、消瘿瘤的功效。

生长在冷水环境中的贻贝

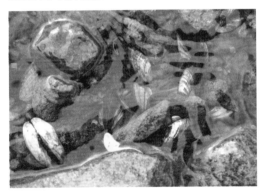

90 年代初，我与几个老师和同学坐船去大连玩儿了一个月，那可是我有生以来的第一次"省际旅行"啊。那时的海轮客舱分为五等，五等以外的叫"散席"，条件最差，票价也最便宜，说白了，就是搭地铺，而我们，坐的就是最便宜的散席。到底是因为年纪小，不懂得累，经过 16 个钟头的航行，刚一下船，就精神抖擞地到海滨公园玩儿水去了。

大连海滨的沿岸，都是大大小小的礁岩和石子儿，初次漫步海滨的我没有经验，穿着短裤光着腿脚在海浪与礁石间爬上爬下，寻找各种有意思的海洋动物。忽然我发现，我眼前的海水里多了一丝血色，一检查，原来是我的腿上不知什么时候

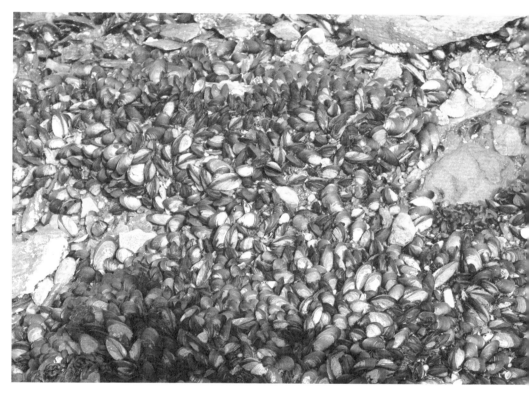

贻贝群落

被什么东西划开了十几个月牙形的小口子，回想起来，原来是刚刚在岩石上"爬行"的时候被那上面附着的一层黑色贝类的外壳给划伤的。同行的一个老师是个在海边儿上长大的山东人，他见我让那贝壳划伤了，赶忙跑过来，一面用自己带的凉开水帮我冲洗伤口，一面半开玩笑地安慰我："嗨，你瞧你，刚到海边上还没吃着海货呢，倒先让'淡菜'把你给吃了，待会儿开饭的时候，可得多吃它两口啊。"我当时并不知道他在说些什么，"淡菜"是什么？我不是明明让贝壳给划伤的吗？

淡菜，乍听其名，仿佛是一碟清淡的蔬菜，但它其实就是划伤我的那种海洋贝类的肉。它是种廉价的小海产，说它廉价，是因为它的价格比起贝类家庭中的其他成员——鲍鱼、扇贝、蛏子等，要便宜许多，而只比虾皮贵一点儿。它虽然廉价，

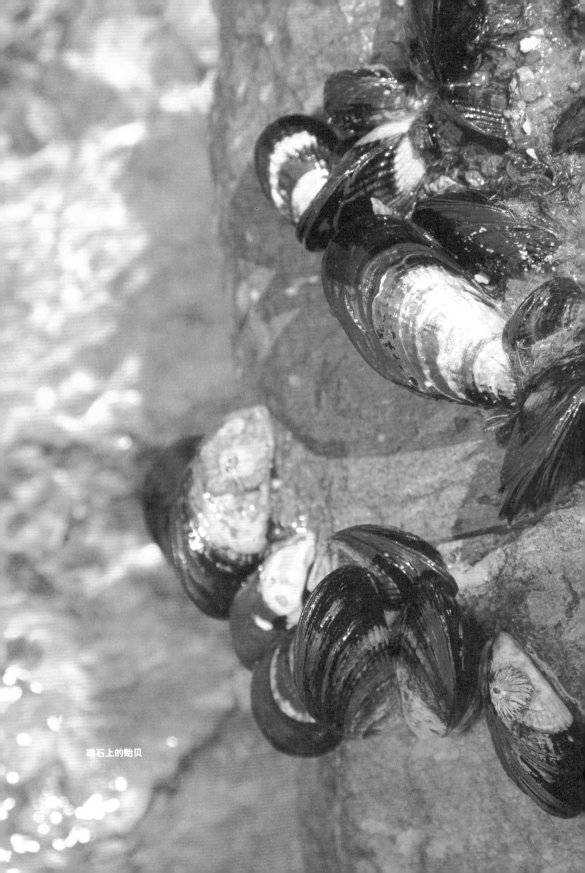

礁石上的贻贝

但营养价值却很高，味道也好。据测算，干淡菜中的蛋白质含量高达 70%。淡菜是商品名，这种贝类还有一个正经的学名叫贻贝，贻贝有黑色的、三角形的壳，壳里有白色的肉和橘红色的卵巢，所以有的地方也叫它海红。贻贝专门生长在涨潮时被海水淹没，退潮时露出海面的那一段岸边的岩石上，这个地段也有个学名，叫潮间带。这个地段的条件可恶劣了，平日里，几米高的大浪无情地拍打这里的一切，连坚硬的岩石都被侵蚀得千疮百孔，可贻贝不怕，它会伸出结实柔韧的足丝紧紧抓住岩石，顽强地一动不动。冬季冰封的时候，潮水几个月也不会光顾这里，贻贝就暴露在零下气温的寒风里忍饥挨饿，甚至柔软的躯体被冻成冰核儿，还在等待温暖潮水的来临。就这么等着，终于春天来了，冰洋开化，温暖富有营养的潮水终于又回来了，它就会苏醒过来，张开双壳，融化身体，捕食海水里的营养物质，又复活了。

这种小海产，在捕到之后，若暂时不吃，可以不用盐腌，直接晒干，所以称其为"淡菜"。淡菜之淡，在于淡中有味，淡而有鲜。我们冬天熬白菜、熬萝卜、夏天熬菠菜、熬冬瓜，清汤白水的没什么滋味，抓上把淡菜来一起煮，则汤汁更浓，味道更鲜。淡菜不仅可以淡吃，用来和鸡、肉、骨头等耐煮的菜肴一起红烧，也能提高菜肴本身的鲜味。

淡菜不仅能够入肴，还能入药。其富含的钙、磷、铁、维生素及锰、钴、碘等微量元素，对调整人体的正常代谢、预防疾病均有十分重要的作用。中医说，淡菜性温，能补五脏，理腰脚，活血调经。对眩晕、盗汗、阳痿、腰痛、吐血、崩漏、带下等症均有疗效。用淡菜 30 克、松花蛋一枚，煮烂后与饭食同服，还可缓解高血压病引起的头晕。将淡菜 30 克，用黄酒浸洗一遍后，放锅内煮汤，临起锅时切入 50 克鲜韭菜末，放盐少许调味，每日一剂下饭吃，对治疗妇女肾阳虚引起的白带清稀、量多有好处，此外还可治疗头晕腰痛，小便余沥，下腹冷痛。值得一提的是，唐代本草学家日华子曾说，淡菜"虽形状不典而甚益人"，但"不宜多食，多食令人头目闷堵，得微利即止"。此外，淡菜还是一种高嘌呤、高蛋白食品，患有急性肝炎、痛风等疾病的人应忌食。

没事儿的时候养头

鹿

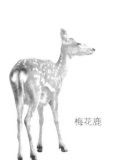

梅花鹿

梅花鹿　入药始载于《神农本草经》，为偶蹄目鹿科动物梅花鹿 *Cervus nippon* 的茸角、骨角、筋、尾和血，均为著名的滋补强壮剂。

说到接近梅花鹿，我可有那么两次经历，一次是在去长白山的路上，另一次就是在京郊的农村。

到了长白山，很难避免的一件事就是被人拉去参观养鹿场。就跟逛动物园一样，先领你看哪是公鹿，哪是母鹿和小鹿，并提醒你不要投喂，不要恫吓动物。在参观中，我看到，这里的养鹿场和全国大部分地区的养鹿场几乎没什么两样，所养的鹿种都是梅花鹿和马鹿，只是亚种不同，属东北亚种。小公鹿还在美美地欣赏自己刚长出的茸角，而它那些被割了茸、秃脑瓜顶的伙伴们就只有干看着的份儿了。参观的时间简直是匆匆，太匆匆，真正的保留节目是推销员不厌其烦地动员你购买各种各样的鹿产品：鹿茸是切成薄片卖的，当然有整支的，贵得惊人；鹿尾、鹿筋、鹿心、鹿血、鹿鞭都是干燥后用一面玻璃的锦盒装的；鹿胎膏、鹿血酒是瓶装的。

人买得最多，价钱也最贵的就是鹿茸，因为是很著名的补肾壮阳药，很多朋友往往禁不住他们的介绍，脸一红，心一热就买了，有的是要留着自己用，有的则当作馈赠佳品送人。总之，那次的经历最深的印象是：没有仔细观察和接近可爱的鹿。

后来，在一个朋友的帮助下，我来到京郊的一家规模不大的乡办鹿场住了几天，不但仔细观察和亲近了可爱的鹿，而且还过上了两天安逸的宁静日子。因为鹿这东西是怕人的，所以养鹿的地方必定是没有嘈杂声音的荒郊野外。看看雄壮彪悍的公鹿，温柔娴静的母鹿带着活泼伶俐的小鹿，心情瞬间即变得轻松了许多。端碗生酱村醋拌的杂面条，坐门槛上跟养鹿老人聊天儿，一面看鹿，一面东一句西一句有搭没搭地乱扯，不图长知识，就是换换脑子，纯休息的。

老人说："鹿这东西在腊月天正冷的时候发情，到树叶都长得差不多了，就开始产子，陆陆续续一直生到阳历6月15号前后。母鹿下小鹿的时候，小鹿头先出

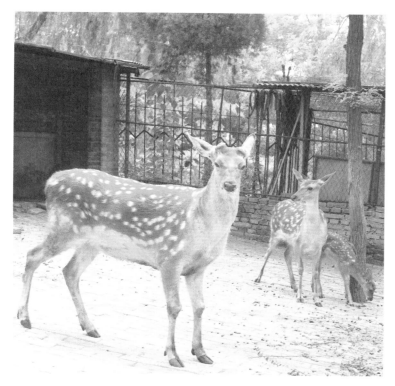

梅花鹿的一家——公鹿、母鹿和小鹿

189

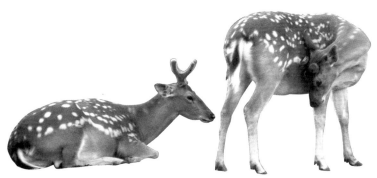

被割去鹿茸和刚长出鹿茸的公鹿

来，母鹿一使劲，小鹿一下就掉在地上了，母鹿呢，也不出什么血，干干净净的。过不了多大会儿，胎盘就下来了，母鹿就跟谁要来抢似的，疯快地把胎盘吃掉，也真怪，吃下胎盘，奶水也就下来了。也有那'横生倒养'的主儿，得帮它把小鹿拉出来，弄不好呀，大小还都活不成。小鹿落地后，就得赶紧站起来，有那站起慢的，母鹿就不爱喂奶，小鹿就容易饿死。"

他一边说着，我一边听着，老人说的还真在理！就拿这母鹿吃胎盘的事儿来说吧，食草动物在自然界中是弱者，在没遮没拦的荒郊野地里生下自己的小孩儿，是件多么危险的事情啊，母鹿身体弱，小鹿还不会跑，要是胎盘的血腥味儿让风给吹到了狼、豹子、老虎的鼻孔里去，那小鹿一准儿得让它们给叼了去，于是乎母鹿为了躲避敌害，疯快地吃掉胎盘，这是千万年来进化出来的本能。

"身量小身体弱的鹿呀，褪毛也早，每年开春儿还没暖和呢，它倒早早地把夏毛儿换上了；身量大壮实的鹿呀，褪毛就晚，非得春天都过得差不多了，多咱吃上青料（新鲜的嫩枝叶）了，才舍得把夏毛儿给换利索。"老人接着说。

"你看这一圈呀，是一头公鹿带七头母鹿加上今年下的四头小鹿，我每天得到山上砍上三大捆青料，早晚还得喂两大盆精料，精料就是一份玉米面，一份麦麸皮，一份豆粕碎再加点儿盐，拿水调和了给它们吃。鹿这东西，没料行，水是绝对不能断的。你看我这大石槽子，里面老得预备着清凉水，但别看这鹿爱喝水，它还特别怕呛，一呛水就死，所以唯独这鹿喝水的时候别吓着它。"

190

　　"每年春末夏初，等公鹿茸角里的血脉长饱满了，我们就给它'锯茸'，每逢这时节，鹿就变得可警觉了，别说让你给它'锯茸'，就是想摸它一下儿也没门儿，过去的老鹿工锯茸是'满圈追，满院跑'，很危险，弄不好就会被鹿撞伤，现在不用了，我们这儿的兽医有麻醉药和'麻醉枪'（其实就是发射麻醉针头的吹管儿），锯茸是个细致手术，中了麻药的鹿只要一倒地，人就得赶紧过去托住鹿脑袋，让其卧在阴凉处，锯茸有专门的钢锯，锯条事先要消毒，拉锯的时候用力要匀，不要拉扯茸皮。锯茸前要在茸角根部扎止血带，锯完茸要在伤面儿上撒布止血粉和用碘酒消毒，再包扎好，鹿就没事儿了。"

　　看见没有，这鹿和养活鹿的人，都不容易。

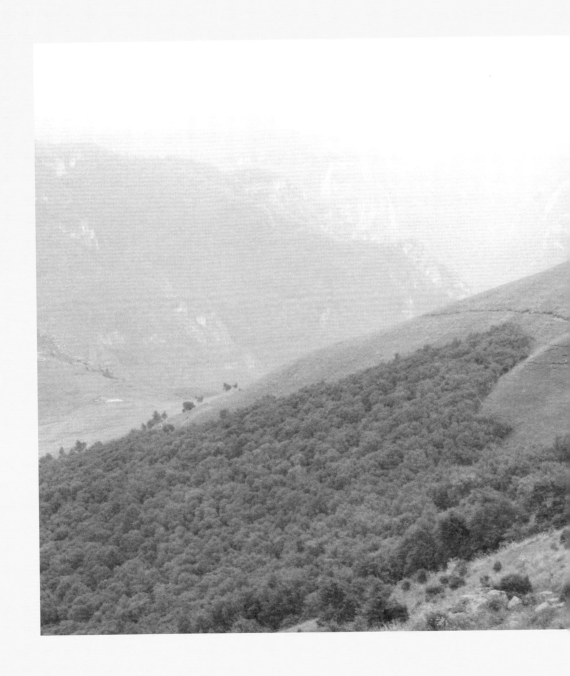

开放的结尾

羚羊的「根据地」往往集中在保护区的「核心区」，都是「可进可退」的风水宝地……

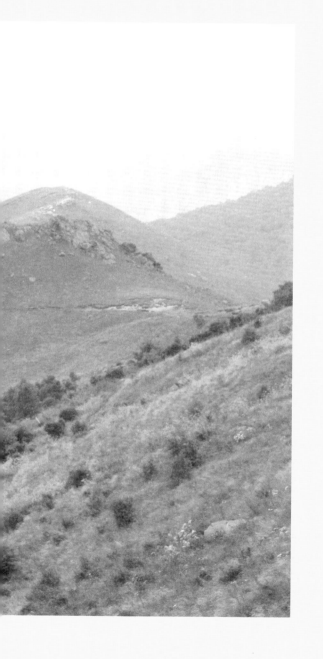

采药的时候，出省穿市的"过界"行为是经常遇到的。

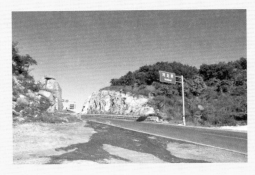

采药趣事
一箩筐

在热带雨林中行进，必须要有一位当地的向导在前方"砍路"才行，即使是有山路的地方，如果几天没人走，藤蔓就会把路封起来，还有倒伏的树木，下雨天从那上面经过是很滑的，一不留神，便坐一屁墩儿。像这样从树根和地面之间形成的孔洞中钻过去，也是常有的事情。

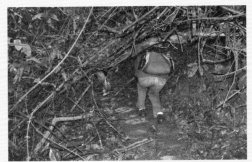

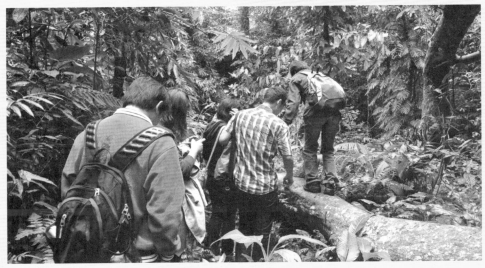

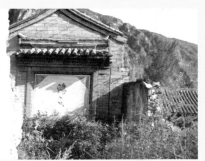

这是一处废弃的老宅，影壁上还依稀留有吉祥话儿"鸿禧"的残迹。

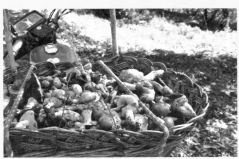

这是在一处自然保护区看到的情景，一辆摩托车的后座上捆着一整筐蘑菇，在不远的林子里，由于人们经常在这里采蘑菇，一条条刚踩出来的"新路"比比皆是。下山的时候，我看到附近的公路旁，卖蘑菇的老乡整串整串地出售这种蘑菇，这样的"掠夺式索取"对大自然的破坏很大。

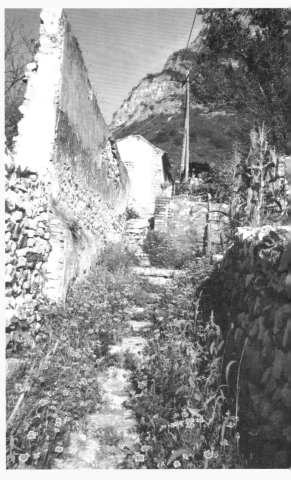

在采药途中，还可能遇到像这样被山民们废弃的荒村，大部分村民都搬迁到山下宜居的地方去了，往往只留下一两户上了年纪、热土难离的老人还坚守于此，虽然房子一样的破旧，但你只要看哪家院子里还种着高秆儿的庄稼，哪家的大丽花、波斯菊、江西腊还依旧怒放，甭问，走进院子，就会有热水、红枣和温馨质朴的话语等着你，这里是借宿的好地方。

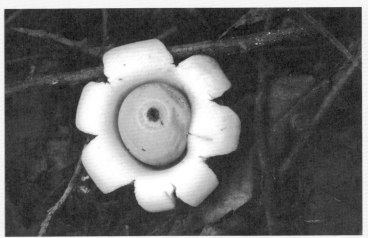

地星，像一朵花，其实它是蘑菇，可别小看它，把它从地上"拿"起来（它的须根很细很浅，能很容易地从地上拿起来），用拇指和食指在它的子实体上一捏，"噗"，一股浓浓的黑烟会从中央那个小孔中冒出来，别弄到鼻孔和眼睛中去，可呛人啦，把它称作"林中催泪弹"一点儿也不为过。

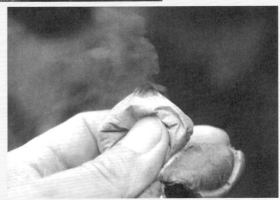

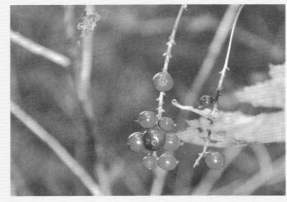

茶藨（pāo）子，又叫醋栗，它能结出美丽并且美味的浆果来，在欧美，只有高档的西点上才会有如此美丽的"装饰物"，而在上山采药的过程中，这种口福是经常能享受到的，酸酸甜甜伴着清香。

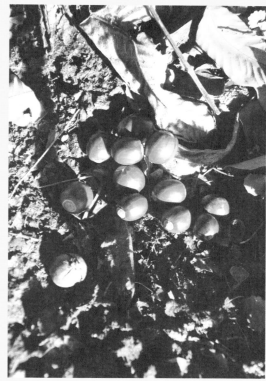

橡树、蒙古栎、槲树等壳斗科树木，能结出富含淀粉的坚果，它们是我国特产动物——岩松鼠的美食，你瞧，它吃得多美！这些坚果同时也是人在山里迷路时的"救命粮"，虽然味道又酸又涩，但的确能够吃饱，为以防万一，经常在户外运动的"驴友"不可不知。

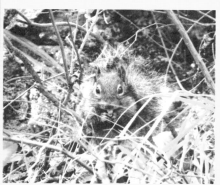

沙棘，又称醋柳，它能结出橙黄色的小浆果，北方人称之为山豆子，富含维生素C，很酸，在山上缺水的时候，可以用它来"望梅止渴"。

悬钩子，不用说了，前面已经介绍得很详细了，采到手的样子是这样的，放到嘴里嚼一嚼，酸甜可口。

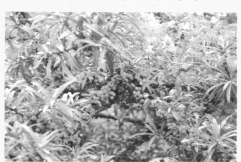

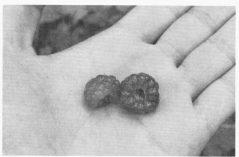

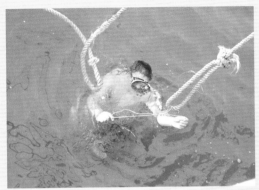

去海里采药要有十分好的水性，而且要带潜水镜，在港湾的水泥壁上，能采到色彩鲜艳的海星。

蜘蛛在一般情况下给人的印象是丑陋的，但蜘蛛家族的蟹蛛不是这样，它的猎食阵地是在美丽的花朵上，而猎食对象是那些爱美的蝴蝶、蜜蜂和甲虫，因此，它要伪装成花朵的一部分，变得和花一样美丽才行。这只蟹蛛本来是栖息在一种开白花的植物上的，但不知为何，它爱上了开红花的飞廉草，使我这次能够很容易地找到它，并拍下了它的倩影。

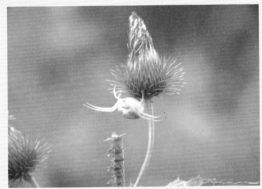

途中，遇见被风刮落的小鸟窝，是用软草和绒毛做的，很精致，很担心小鸟的命运到底怎么样了。

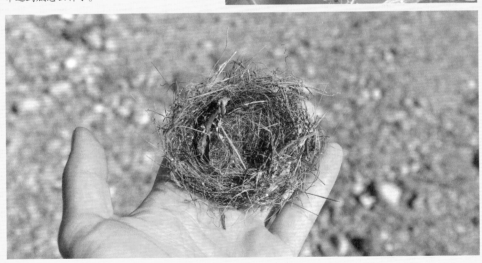

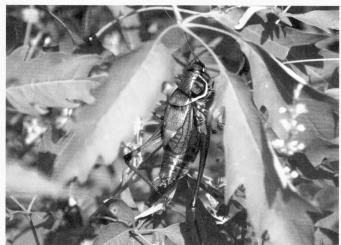

草丛里的蝈蝈很卖命地叫着，那是大山的歌声。

碰上这家伙可得躲得远远的，这是胡蜂的家，你要是不留神被它们认定是入侵敌人的话，会遭到可怕的攻击！

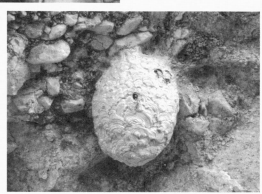

这蚊子有巴掌大，它的学名叫大蚊，不过你不用怕，它们根本就不会吸血。

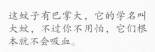

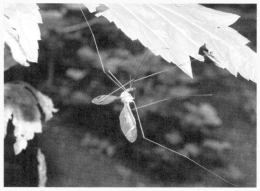

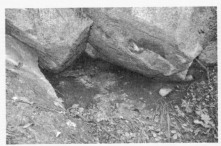

这种岩石窝，一般都是小动物避
风雨和吃东西的地方。

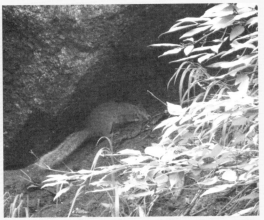

你瞧，下雨了，岩松鼠钻进去避
雨啦。

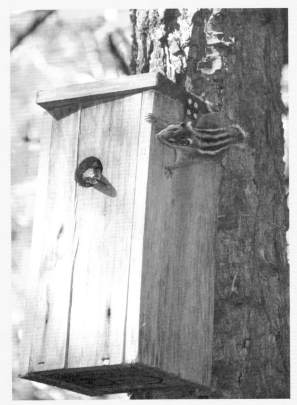

这是在大森林里采药时难得一见的情
景，棕黑锦蛇钻进了隐纹花松鼠的家
—— 一个本来为吸引山雀而悬挂的人
工巢箱，见到敌人入侵了自己的家，松
鼠竟然毫不犹豫地奋起反抗，它不断拍
打巢箱，并发出"咕咕，咕咕"的警告
声，试图把蛇赶走，但那蛇真赖皮，就
是不出去，松鼠与蛇对峙了将近6个小
时，两次遭到攻击，几乎被蛇咬住，好
在都侥幸逃脱了。最终，由于实力悬
殊，松鼠还是放弃了原来的家，到别处
去了。我从这个故事里悟出的东西很
多，你呢？

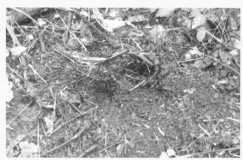 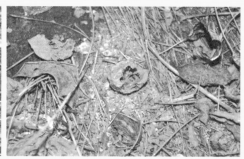

野猪在湿土上留下的蹄子印很深，说明这家伙
很重。

在岩石窝儿里，还能找到一堆堆的坚果壳，
有经验的动物学家可以通过留在果壳上的洞
洞和齿痕，分辨出是哪种动物吃的。

羚羊的"根据地"往往都集中在保护区的"核心区"，都是"可进可退"的风水宝
地：在一片高高的山脊台地上，大叶婆娑的乔木遮住了毒热的日头，周围绝少有挡腿
的灌木，只有柔软舒适、匍匐在地的矮草。这里人迹罕至且视野开阔，四周的地势都
比这里低，可以轻易窥测四周的动静。地上到处是蹄印、体毛、卧迹，以及一堆堆或
湿润，或干燥质轻、像药丸儿般的粪便，清风徐来，还能把气味吹得一干二净。此情
此景，让人不得不佩服它们的聪明才智。

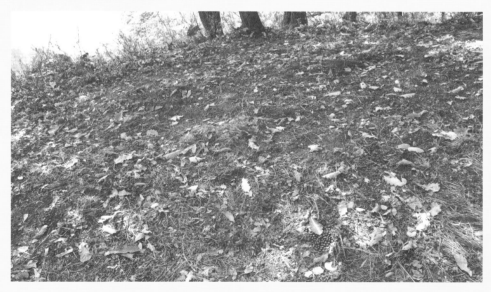

我的 "数码采药" 背后

写到这里，我想亲爱的读者您一定也看明白了吧。我的"采药"，其实相当于一种有意思的野外综合考察游戏。为什么说是综合考察呢？原因就在于，大自然其实是一个整体，动物、植物和矿物，水体和陆地环境等等，相互依存而生，而人呢，恰巧可以用自己的知识与文化把它们连缀成一个整体，譬如用数码相机在大自然中"采药"。

从前，我们有一种认识世界的研究方法叫"博物"，这与今天以统计、组建数学模型为主的研究方法大相径庭，它以对自然世界的分类、观察、描述为主，是人们认识世界的基本方法。

人们认识世界，往往是由远及近的，先见其整体，再详究其局部，但最终会发现，无论其局部多么的精彩，始终是整体的一部分。这也是为什么中医那么重视"整体观念"而不去头疼医头，脚疼医脚的原因了。用我们的肉眼去看一个整体的世界，那是一种多么快乐而自由的事情啊，那是一个多么宽阔舒朗的视野啊！我们本来不是就生活在一个完整的世界中吗，只要细心些，这个整体世界奥秘无限，揭开万物是如何相互依存的奥秘，对改变我们的生活不是也具有现实的意义吗？

也许你会说，"让一个人去深入研究那么多种知识是多么的不现实"，可是亲爱的朋友，一个人虽然不能洞悉万物，但他如果有了"博物"的胸怀，他的世界就会变得五颜六色，丰富多彩起来，他的思维也就会宽广无垠；如果人人都有了"博物"的胸怀，洞悉万物便成为可能。尽管在我们的世界中永远不可能有解决完所有问题的一天，但如果拥有了"博物"的研究方法和思维意识，你就会变成一个博学的、善于解决复杂问题的强者。你可知道，区区看似游戏的"采药"，恰恰是学习和培养博物情怀的良好契机，你看，中药里的动物、植物、矿物不正和你的身体健康、你所处的地域、环境和文化发生着千丝万缕的联系吗？

有了博物的认知观，又有了辨认药材的方法，还拥有了健康的身体，快乐的心情，还等什么，我们一起采药去吧！

尾页声明

　　本书照片均为作者所摄。
　　书中所提及的便方、验方均出自文献或从民间收集，读者如欲使用，考虑到个体及地域气候差异，请您使用前务必咨询当地执业医师。